Karin Burschik
Yoga – ein Weg zum Glücklich-Sein

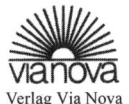
Verlag Via Nova

Karin Burschik

YOGA

– ein Weg zum
Glücklich-Sein

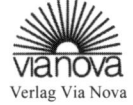

Verlag Via Nova

Wichtiger Hinweis

Die in diesem Buch veröffentlichten Ratschläge wurden von der Verfasserin und dem Verlag sorgfältig erarbeitet und geprüft. Eine Garantie kann dennoch nicht übernommen werden. Eine Haftung der Verfasserin bzw. des Verlages für Personen-, Sach- und Vermögensschäden ist ausgeschlossen.

1. Auflage 2009

Verlag Via Nova, Alte Landstr. 12, 36100 Petersberg

Telefon: (06 61) 6 29 73

Fax: (06 61) 96 79 560

E-Mail: info@verlag-vianova.de

Internet: www.verlag-vianova.de / www.transpersonale.de

Umschlaggestaltung: Guter Punkt, München

Satz: Sebastian Carl

Druck und Verarbeitung: Fuldaer Verlagsanstalt, 36037 Fulda

ISBN 978-3-86616-154-2

Inhalt

Vorwort

Sind Sie nicht so glücklich, wie Sie es gern wären? Möchten Sie Ihre Freudfähigkeit entwickeln? Oder haben Sie Ihr Glücks-Haus auf Treibsand gebaut,
und nun hat ein Sturm es weggeweht ...?

Dann könnte dieses Buch Ihnen Freude machen, denn es lädt Sie ein, das
Glück in Ihrem Innern zu entdecken und aus ihm heraus zu leben. Das hilft
in Krisen und Katastrophen ebenso wie in Zeiten der Unzufriedenheit, wenn
Sie sich fragen: Ist das schon alles? Kann Leben nicht mehr sein, viel mehr
als das?

Sind Sie ein spiritueller Mensch? Möchten Sie nicht blind glauben, sondern
selbst erfahren, was „die Welt im Innersten zusammenhält?"

Dann könnte dieses Buch Ihnen nützlich sein, denn hier finden Sie Lehren
und Übungen aus der spirituellen Tradition des Yoga. Diese haben sich seit
Jahrhunderten bewährt und finden sich so oder so ähnlich auch in den mysti-
schen Strömungen anderer Religionen. Darum können die hier beschriebenen
Übungen auch Ihre spirituelle Praxis bereichern. Ganz egal, in welcher Tradition Sie sich zu Hause fühlen.

Interessieren Sie sich für Yoga? Möchten Sie mehr darüber wissen?

Dann könnte dieses Buch für Sie sehr hilfreich sein, denn es antwortet auf
viele Fragen, wie zum Beispiel: Worum geht es beim Yoga? Was zeichnet die
einzelnen Yoga-Wege aus? Wie kann ich meine Übungspraxis so gestalten,
dass sie mich jung, vital und gesund erhält? Wie bringe ich mich durch Yoga
mehr in Einklang mit mir und der Welt? Wie jäte ich das Unkraut aus meinem geistigen Garten und ernte stattdessen die schönsten Gedanken-Blumen
und die süßesten Gefühls-Früchte? Wie finde ich zu der mir innewohnenden
Weisheit, Schöpferkraft und Liebe? Wie öffne ich mich für das höchste Glück
der spirituellen Dimension?

Yoga, Spiritualität und Glücklichsein – das sind also die Themen dieses Buches. Es geht so weit in die Tiefe wie nötig, damit Sie etwas von substanziellem Wert hier finden. Und es bleibt so klar und einfach, so lebendig und anschaulich wie möglich, damit das Lesen Ihnen Freude macht und Sie die Lehren und Übungen auf Ihr Leben anwenden können.

Dabei wünsche ich Ihnen alles Gute. Möge ein frischer Yoga-Wind alle dunklen Wolken vertreiben. Möge Ihre innere Sonne zum Vorschein kommen. Möge sie Ihr Leben hell erleuchten. Mögen Sie glücklich sein.

Karin Burschik

Das Glück wartet in Ihrem Innern

Bereits vor über dreißig Jahren kam mir die Idee, dass wir glücklich sein könnten. Immer und unter allen Umständen. Gibt es nicht Millionen von Menschen, die unter den schwierigsten Bedingungen glücklich sind? Ich war ein gutes Beispiel dafür: Inmitten von äußerem Leid hatte ich tief in mir mein Glück gefunden. Überwältigend, überirdisch, strahlend schön.

Das können alle, dachte ich und sagte es meinen Klassenkamerad/innen. Doch was geschah?

Alle wollten mich davon überzeugen, dass sie jetzt nicht glücklich sein könnten. Auf gar keinen Fall. Und sie fanden gute Gründe. So plädierten meine sozialistischen Mitschüler/innen dafür, dass unsere Klassenfeinde – die Kapitalisten und Lehrer – unserem Glück im Wege stünden. Wieder andere fanden es unmoralisch, glücklich zu sein, weil so viele Menschen in der Welt leiden oder hungern. Aber werden sie von meinen Tränen satt? Muntert es sie auf, wenn ich Trübsal blase? Kann ich nicht viel besser helfen, wenn ich glücklich bin? Aber das ist doch gar nicht möglich, informierte man mich, weil doch so selten alles läuft, wie wir es gerne hätten.

Ich kam mir vor wie in dem Gleichnis vom Festmahl, zu dem ein Herr geladen hatte: Alle Gäste sagten ab, waren mit Wichtigerem beschäftigt, hatten jetzt keine Zeit fürs Himmelreich. Nur die Bettler, Krüppel und Landstreicher kamen.

Damit will ich das Elend keineswegs verherrlichen. Das innere Glück kommt oft leichter zum Vorschein, wenn es mir wohl ergeht. Umgekehrt wird aber auch ein Schuh daraus: Das innere Glück zieht – wie ein Magnet – das Glück im Außen an. Wissenschaftliche Untersuchungen bestätigen das: Optimisten sind gesünder und finden leichter Job und Freunde. Doch wie wird man zum Optimisten? Wie findet man das innere Glück? Danach fragte keiner.

Ich aber. Ich wollte es wissen.

Und Sie vermutlich auch. Sonst hätten Sie dieses Buch wohl nicht zur Hand genommen. Oder sehnen Sie sich nicht nach dem höchsten Glück, dem die Unbilden dieser Welt nichts anhaben können?

Obwohl es immer da ist, immer nah, finden wir den Zugang oft nur schwer, denn unser Körper-Geist-System ist aufs Überleben getrimmt. Läuft etwas schief, dann schrillen die Alarmsirenen. Die Glücksharfen aber spielen zart und leise. Doch wir können lernen, sie zu hören, wenn wir innerlich still werden und lauschen.

Wie?

Zum Beispiel durch Yoga.

Sein Ziel ist Sat-Chit-Ananda – Sein, Bewusstsein und Glückseligkeit, und für den Weg dahin gibt es Yoga-Landkarten, -Wanderstäbe und -Flugzeuge in Gestalt von Lehren und Übungen, die heute noch genauso zeitgemäß sind wie vor vielen hundert Jahren. Vorausgesetzt, wir berücksichtigen unsere Mentalität und Lebensweise.

Tatsächlich hat der Westen inzwischen einige Yoga-Perlen für sich neu entdeckt. Doch viele Schätze blieben bisher ungehoben. Zumindest vermute ich das bei einigen, die in Fitnessstudios gelegentlich zum Power-Yoga-Workout gehen und es dabei bewenden lassen.

Doch Yoga kann mehr sein, viel mehr als das. Als ein spiritueller Weg eröffnet er den Zugang zu etwas unendlich Feinem und Kostbarem, das tief im Innern wohnt und höchstes Glück beschert. Leider nehmen wir es oft nicht wahr, weil es sich unter dichten Hüllen verbirgt. Doch wir können sie reinigen und transparenter machen. Wir können sie vor Glück erstrahlen lassen.

Für die äußere Hülle – den physischen Körper – bedeutet das in der Regel: mehr Gesundheit und Wohlbefinden. Genau darum kommen viele Menschen ursprünglich zum Yoga. Manche fühlen sich steif oder schlapp, es zwackt hier und da, oder der Stress hat den Blutdruck in gefährliche Höhen getrieben. Höchste Zeit, was für die Gesundheit zu tun. Zum Beispiel Yoga machen. Dass das gesund ist, haben Wissenschaftler in zahlreichen Studien nachgewiesen.

Nun befassen sich über 90% aller westlichen Yoga-Bücher fast ausschließlich mit den körperlichen Übungen, den so genannten Asanas. Darum verzichte ich hier auf ausführliche Übungsanleitungen, die sowieso besser in entsprechenden Kursen gegeben werden können. Stattdessen biete ich Ihnen eine Orientierung im Dschungel der Angebote. Hierzu gehören sportwissenschaftliche Erkenntnisse, eine Übersicht über die bekanntesten Yoga-Stile und vor allem ein guter Einblick in die ayurvedische Gesundheitslehre, die Ihnen hilft, Ihre Übungspraxis auf Ihre Natur und Ihre Lebensumstände abzustimmen, Ihr Leben in die Balance zu bringen und mehr Glück im Körper zu erfahren.

Mit der Zeit wird die körperliche Hülle immer feiner, transparenter und Sie erfahren die nächstinnere Hülle der Lebensenergie. Auch diese können Sie auf yogische Weise bearbeiten. Jahrhundertelang erprobte Übungen reinigen die Energiebahnen, harmonisieren die Energiezentren und heben das Energieniveau. Das fühlt sich nicht nur gut an, sondern wirkt auch wohltuend auf den Körper und die geistigen Hüllen, welche wir natürlich auch direkt „bearbeiten" können.

Beginnen wir mit der Ebene der gewöhnlichen Gedanken und Gefühle. Hier können wir herausfinden, was uns unglücklich macht, und dem entgegenwirken. Wir können uns auch im Zeugenbewusstsein verankern und uns daran erinnern, wer wir wirklich sind. Oder wir begeben uns auf Patanjalis achtfachen Pfad, der uns hilft, den Geist zu sammeln und zu klären. Dies ist für den Alltag von unschätzbarem Wert und führt zunächst auf die Ebene der Weisheit.

Hier lassen sich tief sitzende, unheilsame Muster und Strukturen auflösen und durch die vier Glück bringenden Haltungen ersetzen. So kommen wir leichter in die Stille, in der die Quellen von Inspiration und Schöpferkraft sprudeln. Wir entwickeln Einfühlungsvermögen und hören die feine, leise Stimme der Intuition, die uns sicher über die wilden Meere des Lebens segeln lässt.

Gehen wir noch tiefer nach innen, kommen wir auf die Ebene der Wonne, zum Beispiel durch Erfahrungen von Einheit und durch liebevolle Hingabe an ein göttliches Du oder an das ungeformte Sein Gottes. Die Liebe und Wonne, die uns hier durchströmen, lassen sich mit Worten kaum beschreiben. Doch auch sie gelten noch als Hülle, die das wahre Selbst verbirgt. Können wir auch sie durchdringen und noch weiter nach innen gelangen, dann ruhen wir in unserem wahren Wesen.

Damit haben wir das Ziel noch lange nicht erreicht, denn nun soll der Yoga sich im Alltag bewähren. Haben wir uns also mit dem wahren Selbst verbunden, dann lassen wir Es in die Welt hinein ausstrahlen. Durch alle Hüllen hindurch. So kann Es sich wiederum äußern als Wonne und Weisheit, Glück bringende Gedanken und Gefühle, Energie und Wohlbefinden, Gesundheit und ethisches Handeln.

Sie sehen: Glück ist nicht das Ziel, sondern der Weg. Ein Weg, auf dem wir immer tiefer erfahren, wie das wahre Selbst unser ganzes Sein durchwirkt und durchstrahlt als das innerste Innere jeder einzelnen Hülle. Das bedeutet: Auf jeder Ebene, von jeder Hülle aus können wir – wenn wir nur weit genug nach innen gehen – das wahre Selbst erreichen. Und das ist das Herz aller Yoga-Wege.

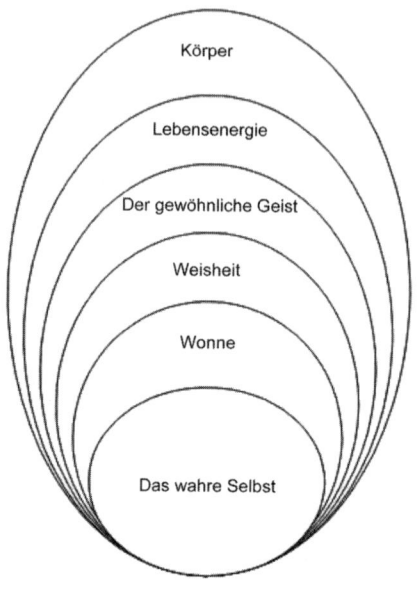

Schauen wir nun, welche verschiedenen Wege die Yoga-Tradition herausgebildet hat und was „Yoga" eigentlich bedeutet.

Das Hüllen-Modell des Menschen

12

I.

Yoga und seine vielen Facetten

Madonna tut es. Meg Ryan tut es. Ralf Bauer tut es. So viele Reiche, Schöne und Berühmte tun es: Sie machen Yoga.

Das kann irrationale Hoffnungen und Sehnsüchte wecken. Als würden Glanz und Glamour auf uns abfärben, wenn wir nur Yoga machen. Oder als würden wir davon gleich so jung und schön wie die Models, die in vielen westlichen Yoga-Büchern posieren.

Menschen, die ernsthaft Yoga praktizieren, sehen diesen Trend mit gemischten Gefühlen. Einerseits begrüßen Sie es, dass Prominente sich zu ihrer Yoga-Praxis bekennen. Das motiviert viele Menschen dazu, ihrem Beispiel zu folgen und mehr Glück in diese Welt zu bringen. Andererseits ist ein solcher Kult der Äußerlichkeiten dem Wesen des Yoga eher fremd: Schickes Outfit, gestyltes Ambiente, akrobatische Vorführungen, die vor allem der Selbstdarstellung dienen – das passt nicht recht zu einem Weg der Innerlichkeit, der uns in die eigene Wesensmitte führen möchte.

Wie?

Darauf gibt es wohl ebenso viele Antworten, wie es Yoga-Praktizierende gibt. Tatsächlich ist der Yoga-Weg sehr vielgestaltig. Um ihn näher kennenzulernen, wollen wir einmal schauen, was „Yoga" eigentlich bedeutet. Was ist die Essenz? Was sind seine Formen? Und welche Wege passen am besten zu uns und in unsere Zeit?

1. Was heißt „Yoga"?

Was ist Yoga? – Sanfte Gymnastik? Stretching? Wellness? Entspannung? Psychologie? Philosophie? Religion? Ein spirituelles Übungs-System? Ja und nein. Yoga ist zu vielgestaltig für ein einziges Etikett, und es gibt im Yoga-Haus zu viele verschiedene Wohnungen – für Atheisten und Gläubige, Denker und Gemütsmenschen, Meditierende und Trainierende – , als dass eine einzige Auffassung richtig sein könnte.

Um unser Verständnis von „Yoga" zu entwickeln, befassen wir uns zunächst mit der wörtlichen Bedeutung und den zugrundeliegenden Weltanschauungen, um schließlich die Essenz herauszuarbeiten.

Die wörtliche Bedeutung

Das Wort „Yoga" stammt von der indogermanischen Wortwurzel „yuj", was übersetzt werden könnte mit „anjochen" und „anschirren", aber auch mit „vereinen" und „zusammenbinden".

„Anjochen" weist darauf hin, dass es beim Yoga viel zu tun gibt. Ein Acker ist zu bearbeiten und ein Feld zu bestellen getreu dem Motto: „Von nichts kommt nichts."

Das Wort „anschirren" erinnert an das herrliche Bild vom Pferdewagen, das im 4. Jahrhundert vor Christus in der Katha-Upanishad gezeichnet wird. In diesem Bild symbolisiert der Wagen den Körper, den es zu pflegen und gegebenenfalls zu reparieren gilt. Sonst kommen wir nirgendwohin. Die Sinne und Begierden werden von den Pferden versinnbildlicht. Auch diese bedürfen der Pflege. Wir müssen sie füttern und ihnen genügend Ruhe und Bewegung gönnen. Doch sie brauchen auch Führung. Das heißt, der Kutscher – unser Bewusstsein – sollte die Zügel nicht aus der Hand geben. Und vor allem sollte er nicht ständig einschlafen. Sonst gehen ihm die Pferde durch und richten allerlei Unheil an. Oder er wird von Heuhaufen zu Heuhaufen gezerrt und verkommt zu einem Spielball von Süchten und äußeren Reizen. Dass das nicht glücklich macht, können Suchtkranke bestätigen.

Zu einem glücklichen Leben gehören aber auch Ziele und Wege dahin, schöne und heilsame Wege. Um diese zu erkennen und ihnen zu folgen, braucht es eine höhere Instanz. In unserem Bild ist das der Wagenherr – unser wahres Selbst, dessen Stimme die meisten Menschen viel zu selten hören.

Im Bild vom Pferdewagen zielt Yoga also darauf ab, den Körper gesund zu erhalten und die Begierden zu zügeln, das Bewusstsein zu wecken und zugänglich zu machen für die Weisungen des wahren Selbst.

Wie soeben erwähnt, kann „yuj" auch mit „vereinen und zusammenbinden" übersetzt werden. Doch was soll hier vereint und zusammengebunden werden?

Zunächst einmal der Mensch, da er normalerweise auf allen Ebenen sehr zersplittert ist. Zum Beispiel auf der körperlichen Ebene. Wenn Sie mir nicht glauben, dann versuchen Sie einmal, den Körper über eine längere Zeit als Ganzes wahrzunehmen und als eine Einheit zu bewegen, sei es bei körperlichen Übungen oder auch bei Alltags-Routinen wie Geschirr spülen, spazieren gehen oder Unkraut jäten. Den meisten Menschen fällt das sehr, sehr schwer. Darum üben wir das auch beim Yoga.

Auf der psychischen Ebene herrscht eine ähnliche Zersplitterung. Wie heißt es so schön in Goethes Faust: „Zwei Seelen wohnen, ach! in meiner Brust." Bei genauerem Hinsehen wohnt dort sogar eine große Seelen-WG von widerstreitenden Teilpersönlichkeiten, die ständig um die Herrschaft ringen. Manche werden auch unterdrückt, verdrängt oder auf andere Menschen projiziert. Der Weg zu einer geeinten und integrierten Psyche geht aber in die andere Richtung. Alle Teilpersönlichkeiten wollen gehört und verstanden werden. Alle dürfen sein. Doch wir müssen sie nicht blind ausagieren, sondern können ihre Impulse und Stärken in eine heilsame Richtung lenken.

Integration und Harmonie fehlen aber oft nicht nur auf den einzelnen Ebenen, sondern auch dazwischen. Wie oft kommt es vor, dass Menschen nicht so handeln, wie sie es beschlossen haben? Oder sie sind mit den Gedanken ständig woanders, nur nicht da, wo der Körper gerade ist. Tatsächlich ist es gar nicht so leicht, auch nur ein paar Minuten lang unentwegt präsent zu sein. Ohne geduldiges und beharrliches Üben gelingt das in der Regel nicht.

Doch es lohnt sich.

Denn wenn wir gesammelt im Hier und Jetzt verweilen, können wir uns der spirituellen Tiefendimension bewusst werden. Wenn die vielen „Seelen-Stimmen" schweigen, vernehmen wir den leisen Gesang des wahren Selbst. Wenn der See glatt und ruhig ist, schauen wir bis auf den Grund. Wir erschauen den göttlichen Urgrund und werden eins mit ihm. Oder genauer: Wir erkennen, dass wir immer eins mit ihm waren.

„Yoga" oder „yuj" im Sinne von „vereinen, zusammenbinden" bedeutet also: Ich befriede und vereine Körper und Psyche und verbinde mich dann mit dem wahren Selbst.

Um diese Einheit geht es letztendlich auf allen Yoga-Wegen. Allerdings wurde sie immer wieder neu und anders interpretiert.

Einheit und Vielfalt

All diese Interpretationen versuchen folgendes Dilemma zu lösen: Wenn alles eins ist, wieso zeigt sich die Welt dann in so vielen verschiedenen Formen und Gestalten? Eine Kuh und das Matterhorn, ein Wackelpudding und die binomischen Formeln sind doch nicht ein und dasselbe!

Der Monismus, der in den frühesten Yoga-Schriften, den Upanishaden, meist vertreten wird, löst dieses Dilemma wie folgt: Die Vielfalt und Veränderlichkeit der Welt ist Maya – Täuschung. Wirklichkeit allein ist Brahman – unendlich, ewig und unveränderlich. Alles Veränderliche und Begrenzte ist nur Schein. Lassen wir uns nicht länger davon hypnotisieren. Erwachen wir zur Wirklichkeit der All-Einheit.

Dualistische Philosophien, die im Yoga ebenfalls vertreten werden, nehmen zwei verschiedene Prinzipien an: Welt und Seele. Die Welt verändert sich fortwährend. Nur hier gibt es Werden und Vergehen, nicht aber in der Seele. Doch manchmal vergisst sie das und identifiziert sich mit der Welt. Dann erfährt sie großes Leid. Besinnt sie sich wieder auf ihre wahre Natur, dann erfährt sie höchstes Glück.

Hatha Yoga, der heutzutage beliebteste Yoga-Weg, bildet eine Synthese aus Dualismus und Monismus. Auch hier haben wir zwei verschiedene Prinzipien: Shiva, das Bewusstsein, und Shakti, die alles Übrige bezeichnet, also Materie und physikalische Energien, Lebensenergie, Gefühle, Gedanken und so weiter. Shiva und Shakti sind beide wirklich, beide göttlich, und sie sind nicht getrennt voneinander, sondern wie die Pole einer Einheit – wie Tag und Nacht, Yin und Yang, männlich und weiblich. Wenn wir diese als getrennt wahrnehmen, leiden wir; und wir erfahren höchstes Glück, wenn wir die allem zugrundeliegende Einheit erkennen.

Angesichts dieser widersprüchlichen Weltauffassungen erhebt sich die Frage: Was stimmt denn jetzt? Wer hat Recht?

Ich würde sagen: alle.

Wie wir die Welt sehen, hängt doch von unserer jeweiligen Bewusstseins-Brille ab. Sicher kennen Sie das. Wenn Sie verliebt sind oder Urlaub machen, dann lächeln alle Menschen Ihnen zu. Wenn Sie darüber nachdenken, Ihre Frisur zu verändern, dann sehen Sie auf der Straße nur noch Haare und Frisier-Salons. Und wenn Sie hungrig sind, scheint es in der Fußgängerzone nur noch Bäckereien zu geben. So ähnlich ist das auch mit der Philosophie.

Angenommen, ein Mensch hat sich in den Freuden dieser Welt verloren und keinen Kontakt mehr zum Göttlichen. Dann mag es ihm äußerlich wohl ergehen, doch die Seele weint und leidet. Hier findet er im Monismus das geeignete Heilmittel: „Die Welt ist Maya, Täuschung", hört er dann, löst sich von der Welt und wird sich wieder des göttlichen Urgrundes bewusst.

Hat jemand in der Welt viel Leid erfahren, wurde er verletzt und gedemütigt, dann hilft ihm der Dualismus, der ihm sagt: „Deine Seele wird von all dem nicht berührt. Durch nichts und niemanden wird sie je beschmutzt, verletzt oder zerstört." Das befreit aus Schmerz und Elend, und das ewig unversehrte Selbst kann wieder zum Vorschein kommen.

Dualismus und Monismus verweisen auf eine Welt, die wir mit unseren Augen nicht sehen können. Diese gaukeln uns voneinander getrennte Objekte vor und geben uns das Gefühl, wir seien isoliert vom Rest der Welt. Doch das ist Maya, Täuschung, wie physikalische Erkenntnisse bestätigen: Bereits 1982 bewies Alan Aspect das so genannte Bell´sche Theorem. Demzufolge sind alle Teilchen dieses Weltalls verbunden mit allen anderen. Es gibt sie also, diese Welt der Einheit und Verbundenheit, und durch Yoga können wir sie erfahren.

Physikalische Forschungen stützen aber auch die Lehren des Hatha Yoga. Diese spricht Menschen aus dem Herzen, die um das Göttliche wissen und zugleich mit der Welt in Frieden sind. „Beides ist wirklich, Bewusstsein und Materie", sagen sie dann. „Beides ist wunderbar und vom Wesen her eins." Moderne Quantenphysiker/innen drücken es so aus: „Der Beobachter ist unverzichtbarer Teil des Experiments und kann nicht davon getrennt werden. Das Bewusstsein nimmt teil am Sein und Werden dieser Welt." Manche gehen sogar noch weiter und sagen: „In Wirklichkeit ist das Universum reines Bewusstsein."

Die Essenz

Doch beim Yoga bleibt es nicht bei Theorien, Vorstellungen und schönen Worten. Wir müssen auch nichts glauben. Was zählt, ist die Erfahrung. Genauer: die Erfahrung der Einheit.

Ohne eigenes Zutun wird diese uns nur selten geschenkt. Wollen wir sie vertiefen und in ihr leben, dann braucht es geeignete Praktiken. Darum wird beim Yoga auch so hingebungsvoll geübt.

Dennoch sollten wir eines nicht vergessen: Wir können die Einheitserfahrung nicht herstellen oder willkürlich machen. Wir können nur die Hindernisse beiseite räumen und die verschiedenen Hüllen unserer Existenz reinigen und durchlässig machen. Wir können uns öffnen und erlauben, dass das Mysterium der Einheit sich in und durch uns offenbart.

Dies ist das Ziel des Yoga. Doch die Wege dahin können sehr verschieden sein, wie Sie in den nächsten beiden Kapiteln sehen werden.

2. Die älteren Yoga-Wege

Zu den älteren Yoga-Wegen gehören Jnana Yoga – der Weg der Weisheit und Erkenntnis, Bhakti Yoga – der Weg der liebevollen Hingabe, und Karma Yoga – der Weg der Tat.

Trotz ihres Alters sind diese Wege noch immer brandaktuell, denn sie bewähren sich bei grundsätzlichen, menschlichen Problemen, die sich über die Jahrhunderte wenig verändert haben.

Angenommen, wir stecken all unsere Liebe und unser Geld in ein Projekt – und es scheitert. Wir lieben einen Menschen über alles – und er verlässt uns. Wir haben noch so viel vor – und erkranken unheilbar schwer.

„Warum? Warum ich?", fragen sich dann viele und sehen womöglich keinen Sinn mehr in ihrem Leben.

Ein Gefühl der Sinnlosigkeit kann sich auch dann einschleichen, wenn äußerlich alles ganz gut aussieht. Nur innen drin, da wohnt kein Glück. Irgendwie scheint alles schal und fad, öd und grau.

Manche fragen sich auch: Wozu das alles, wenn es doch zugrunde gehen, wenn es spurlos verschwinden muss, als sei es nie gewesen?

Im Yoga wird das Leiden – jedes Leiden! – nicht mit bunten Pflastern zugeklebt, sondern ernst genommen. Doch das ist erst der Anfang. Von hier aus können wir uns auf den Weg machen, hin zu einem Glück, das nicht angenagt wird vom Zahn der Zeit. Und was noch schöner ist: Dieses Glück wartet nicht etwa im Jenseits auf uns, sondern wir können schon jetzt glücklich sein.

Wie?

Das hängt von Ihnen ab. Sind Sie eher im Denken oder im Fühlen zu Hause? Oder sind Sie ein Mensch der Tat? Wie auch immer – für jeden Menschentyp gib es einen klassischen Yoga-Weg, wie Sie gleich sehen werden.

Jnana Yoga – die Wahrheit wird euch frei machen

Jnana Yoga – der Weg der Weisheit und Erkenntnis – wurde lange vor der Zeitenwende von arischen Stämmen begründet. Sie wanderten höchstwahrscheinlich um 1.800 vor Christus von Zentralasien nach Indien ein und eroberten das Land.

Dieses hellhäutige Hirtenvolk hinterließ zunächst keine nennenswerten archäologischen Funde und auch keine Schriftzeugnisse. Jahrhundertelang wurden seine religiösen Lieder und Hymnen, Rituale und Opferformeln nur mündlich überliefert, bis sie schließlich in den Veden zusammengefasst wurden. Zu diesem Kanon der heiligen Schriften gehören auch die Upanishaden, die frühesten Yoga-Schriften.

Diese kreisen um die Erfahrung der Einheit: Atman und Brahman sind eins, lautet eine zentrale Maxime. Das bedeutet: Die individuelle Einzelseele ist eins mit dem göttlichen Urgrund, aus dem alles hervorgeht, in dem alles lebt und aufgehoben ist und in das am Ende alles wieder heimkehren wird. Nun gilt es, diese Einheit bewusst zu erfahren.

Hierzu bieten die Upanishaden zahlreiche Hilfen an: Meditations- und Reflexionsübungen, spirituelle Praktiken sowie Bilder und Modelle wie das vom Pferdewagen oder den verschiedenen Hüllen, die das wahre Selbst verschleiern (siehe Grafik Seite 12). In einigen Upanishaden finden wir auch schon die ersten Ansätze einer systematischen Bewusstseinsschulung. Dennoch ist und bleibt das zentrale Element der Upanishaden die Erkenntnis, die Philosophie.

Im modernen Westen hatte die Philosophie lange das Image, sie sei nur etwas für blutleere Bücherwürmer, die auf rein intellektueller Ebene über verstaubte Begriffe fabulieren, Begriffe, die mit dem „wirklichen Leben" wenig zu tun haben.

Das ändert sich allmählich unter anderem durch die Popularität von Sophies Welt und Ken Wilbers spiritueller Philosophie, vor allem aber auch durch die Erkenntnis, wie sehr unser Denken unsere Erfahrungen beeinflusst. So erkennen immer mehr Menschen, dass die Philosophie zu einem „wirklichen Leben" führen, dass sie dem Leben dienen kann und sollte.

Die alten Yogis waren schon immer dieser Ansicht. Auch dem Bibelzitat aus der Überschrift S. 19 (Johannes, 8, 32) hätten sie sicherlich aus vollem Herzen zugestimmt, denn „Befreiung" gehört zu den Schlüsselbegriffen des Yoga, der uns von allem Leid befreien will, auf dass wir Sat-Chit-Ananda erfahren – Sein, Bewusstsein und Glückseligkeit.

Hierzu beginnt der Weg des Jnana Yoga mit den großen Fragen, die die Menschheit schon immer bewegt haben: Woher komme ich? Wohin gehe ich? Was macht das Menschsein aus? Welchen Sinn hat das Leben?

Doch Yogis und Yoginis sind nicht damit zufrieden, ihre Hirnzellen zu trainieren und hübsche Gedanken-Gebäude zu errichten. Sie wissen: Das Denken liefert keine Antworten auf die großen Fragen, denn zu jedem Argument gibt es ein Gegenargument und zu jedem Ja ein Aber. Darum schicken sie den Verstand wieder und wieder in das immer gleiche Hamsterrad ihrer Frage, bis er sich müde gelaufen hat, bis er schweigt. Erst dann kann die richtige Antwort kommen. Eine Antwort aus der Sphäre jenseits von Argumenten und Gegenargumenten. Eine Antwort auf der Ebene transzendenter Erfahrung.

Eine solche Erfahrung machte der große Yoga-Meister Ramana Maharshi bereits im Alter von 16 Jahren, als er plötzlich von einer schrecklichen Todesangst befallen wurde. Doch statt sich abzulenken, stellte er sich der Angst und fragte sich: „Was stirbt mit dem Tod und was bleibt?" Schließlich ging er durch eine reale Todeserfahrung hindurch und entdeckte am Ende sein wahres Selbst, dessen er sich fortan beständig bewusst blieb, auch wenn er dachte oder las, redete oder handelte. Sein ganzes Sein war nun auf dieses göttliche Selbst hin ausgerichtet.

Als Weg dahin empfahl er seinen Schülerinnen und Schülern die Frage „Wer bin ich?". Diese können Sie sich auch einmal stellen. Sollten Sie sie einfach mit Ihrem Namen beantworten, dann stellen Sie sich vor, Sie würden ihn ändern. Wären Sie dann nicht mehr Sie selbst? Wohl kaum. Also, wer sind Sie?

Übung: Wer bin ich?

Nehmen Sie ein großes Blatt Papier und Schreibzeug zur Hand, schreiben Sie in die Mitte: „Wer bin ich?" und kreisen Sie die Frage ein. Schreiben Sie um diese zentrale Frage herum alle Antworten, die Ihnen in den Sinn kommen. Je mehr, desto besser. Kreisen Sie die Antworten ein und ziehen Sie einen Verbindungsstrich zur Frage.
Und dann untersuchen Sie die Antworten. Aber gründlich.
Nehmen wir an, Sie haben eine bestimmte Rolle aufgeschrieben, zum Beispiel Mutter oder Ehemann, Hafenarbeiter oder Key-Account-Managerin. Dann fragen Sie sich, ob Sie noch Sie selbst wären, wenn Sie diese Rolle nicht mehr spielen würden. Wenn Sie das verneinen, machen Sie einen Strich durch die Verbindung: Diese Rolle ist keine Antwort auf Ihre Frage.
Auf ähnliche Weise können Sie immer mehr Identifizierungen auflösen.

Identifizierungen mit Besitz und Meinungen, Vorlieben und Abneigungen, Stärken und Schwächen, Krankheiten und Unzulänglichkeiten, ja sogar mit dem Körper. Dessen Zellen werden ja ständig durch neue ersetzt, und trotzdem bleiben Sie Sie selbst. Außerdem stellt sich die Frage: Wenn ich der Körper bin, wieso kann ich ihn dann beobachten? Wer ist sich des Körpers und des Geistes bewusst? Wer bin ich wirklich? Wenn Sie die Übung beharrlich und über längere Zeit machen, werden Sie irgendwann die Antwort ahnen, spüren, wissen. Nur aufschreiben können Sie sie nicht.

Sie sehen: Jnana Yoga hat mit dem Leben zu tun. Mit Ihrem Leben. Er möchte Ihr ganzes Wesen erfassen und Sie in namenlose Tiefen führen, in das Herz aller Dinge.

Doch damit nicht genug. Die Erkenntnis soll nicht allein der persönlichen Erbauung dienen, sondern sich mitten im Leben bewähren. Das heißt: Auch im Alltag können Sie sich immer wieder diese Frage stellen. Auf diese Weise erkennen Sie immer klarer, womit Sie sich fälschlicherweise identifizieren, sodass Sie sich davon lösen können.

Nehmen wir an, Sie kommen nach dem Einkaufen auf den Parkplatz und jemand hat eine Schramme in Ihren nagelneuen Wagen gemacht. Nachdem Sie eine Weile geschimpft haben, können Sie sich fragen: „Bin ich mein Auto?" Wohl kaum. Trotzdem regen Sie sich auf. Sehr sogar. Und das macht Ihnen schwer zu schaffen. Dann können Sie sich fragen: „Bin ich mein Ärger?" Wohl kaum. Aber warum können Sie ihn dann nicht einfach abschütteln? Nun, vielleicht hat der Vorfall alte Wunden berührt. Vielleicht hat man Ihnen irgendwann einmal etwas Wichtiges kaputt gemacht und Sie haben das noch nicht verarbeitet. Nun können Sie es sich anschauen und schließlich fragen: „Bin ich diese Erfahrung / dieser alte Schmerz / dieses Gefühl der Ohnmacht?" Wohl kaum. So mag es Ihnen gelingen, ihn loszulassen und sich Ihrem wahren Selbst zuzuwenden. Und das kennt keinen Schmerz, kann nicht kaputt gemacht werden und kriegt auch keine Schrammen.

Sie sehen: Auf diesem Weg ist reines Glück und Erfüllung zu finden. Dennoch muss er nicht Ihr Weg sein. Vielleicht erscheint er Ihnen zu kühl und Sie vermissen das Gefühl. Vielleicht fühlen Sie sich auch zu devotionalen Praktiken hingezogen und mögen Kirchen und Tempel, die Atmosphäre dort, die Farben und Klänge, Blumen und Wohlgerüche. Vielleicht singen Sie gern mit anderen Menschen oder beten im stillen Kämmerlein. Oder Sie bestaunen oft die grandiosen Wunderwerke der Natur und danken der Kraft, die sie hat werden lassen. Dann könnte der Bhakti Yoga etwas für Sie sein.

Bhakti Yoga – geborgen in göttlicher Hand

Viel über den Yoga-Weg der liebevollen Hingabe an das Göttliche finden wir in der Bhagavad Gita, dem sechsten Buch des indischen Nationalepos Mahabharata, dessen Ursprünge vermutlich bis in das 4. Jahrhundert zurückreichen.

Die Bhagavad Gita führt uns auf ein Schlachtfeld und erzählt von den Nöten des Kämpfers Arjuna: Als Angehöriger der Krieger-Kaste ist es seine Pflicht zu kämpfen. Zumindest nach den damaligen Moralvorstellungen. Außerdem hat er sich einer guten Sache verschworen. Doch dann erkennt er seine Verwandten in den gegnerischen Reihen. Wie könnte er seine Hand gegen sie erheben? In seiner Not wendet er sich an seinen Freund und Wagenführer, der sich später als Gott Krishna zu erkennen gibt.

Arjunas Entscheidungsnöte sind für uns nicht so leicht nachzuvollziehen, denn die Zeiten haben sich geändert. Heutzutage leidet vor allem die Zivilbevölkerung unter Schlachten und Kriegen, und mit unseren Waffen könnten wir die ganze Erde verwüsten. Darum können und wollen wir das Kämpfen nicht befürworten. Doch wir können die Gita auch allegorisch deuten: Arjuna, das ist die Seele auf dem Schlachtfeld des Lebens, zerquält von Fragen nach ihrer Natur und Bestimmung, nach Pflicht und Liebe, nach einem Weg durch Drangsal und Leid. In ihrer Not wendet sie sich an das göttliche Selbst, das jedoch ihren freien Willen respektiert.

Auch Gott Krishna sagt Arjuna nicht, was er zu tun und zu lassen hat. Außerdem verändert Er immer wieder seinen Standpunkt. Auf diese Weise bringt Er Arjuna gewaltig zum Nachdenken und lehrt darum auch Jnana Yoga.

Vor allem aber lehrt Er Bhakti Yoga, den Weg der liebevollen Hingabe an ein göttliches Gegenüber. So sagt Er: „Diejenigen, die ihren Geist auf Mich richten und Mich verehren, die immer standhaft sind und höchsten Glauben haben, halte Ich für die Besten im Yoga." (12. Kapitel, 2. Vers.) Oder: „… Suche Zuflucht nur bei Mir alleine; Ich werde dich von allen Unvollkommenheiten befreien; sorge dich nicht." (Kap. 18, 66. Vers.)

Nun dürfte es den meisten Menschen hier im Westen schwer fallen, Krishna anzubeten. Doch das ist auch gar nicht nötig. In Indien gilt Krishna nämlich als Avatar – als *eine* Verkörperung des unfassbaren, göttlichen Urgrundes. Dieser kann die verschiedensten Gestalten annehmen und zum Beispiel auch als Jesus erscheinen, als Gott-Vater oder Gott-Mutter, Buddha, Shiva und so weiter. Das ist durchaus yogisch, denn in Indien gibt es tausende von lokalen Göttern und Göttinnen und niemand würde je darüber streiten, wer denn nun der „wahre" Gott ist. Wichtig allein ist die Praxis, auf die wir vor allem in Kapitel IV-3 über die Ebene der Wonne noch zu sprechen kommen.

Aber kann Gott überhaupt etwas „Wahres" sein, werden manche Skeptiker jetzt womöglich fragen. Ist Er nicht einfach nur Wunschdenken oder Projektion? Ein Relikt aus Kindertagen, da wir uns nach einem lieben Papi sehnten oder zitterten, wenn Vater zornig war?

Tatsächlich kann Bhakti Yoga so beginnen. Doch so muss er nicht bleiben. Gehen Sie den Weg unbeirrt weiter, dann erfahren Sie irgendwann die Wirklichkeit des persönlichen Göttlichen jenseits von Projektionen, Wünschen und Hoffnungen. Diese kann sich auch in seinem formlosen Aspekt offenbaren, zum Beispiel als kosmische Energie, absolute Liebe oder als gute Macht, die über Ihr Leben wacht.

Mit der Zeit mag sich auch Ihre innere Haltung ändern. Am Anfang mögen Sie Gott womöglich noch wie eine Melkkuh behandeln und Ihre Milch „bestellen". Das ist durchaus in Ordnung. Das persönliche Göttliche möchte, dass es Ihnen gut geht und Sie Ihren freien Willen entwickeln. Mit der Zeit aber werden Sie feststellen, dass Es auch eigene Pläne hat. Es hat eigene Visionen, wie Es sich auf dieser Erde manifestieren möchte. Und dazu braucht Es Menschen, durch die Es wirken kann. Menschen, die sich Ihm hingeben und bereit sind, Seinen Willen zu tun.

Wie, das kann individuell sehr verschieden sein. Doch immer hat es damit zu tun, das Herz zu öffnen und zu lieben. Nicht nur die gewählte Gottheit, sondern in ihr und durch sie auch alle fühlenden Wesen in allen Zeiten und allen Räumen.

Gehen Sie mit dieser Haltung hinaus in die Welt, dann üben Sie Karma Yoga.

Karma Yoga – das Gute tun, damit das Gute sei

Kants kategorischer Imperativ passt sehr schön zu diesem Weg. Ein Weg, auf dem wir handeln, ohne an den Früchten unserer Taten zu hängen, wie Krishna in der Bhagavad Gita lehrt.

Dass das glücklich macht, bestätigen umfangreiche Testreihen der modernen Glücksforschung, die zuweilen „Happyologie" genannt wird. In unregelmäßigen Zeitabständen piepten die Wissenschaftler/innen ihre Versuchspersonen an. Auf dieses Signal hin notierten die Probanden, was sie gerade machten und wie sie sich fühlten. Bei der Auswertung erlebten die „Happyologen" eine große Überraschung: Die meisten Probanden waren nämlich nicht in ihrer Freizeit am glücklichsten, sondern – bei der Arbeit. Wenn sie gefordert wurden, wenn sie ihre Talente und Fähigkeiten einsetzen konnten, dann kamen sie am leichtesten in den so genannten „Flow", bei dem sie ganz in ihrem Tun aufgingen. Dann verschwendeten sie keinen Gedanken mehr an Lohn, Anerkennung oder möglichen Misserfolg. Kurzum: Sie hingen nicht an den Früchten ihrer Taten.

Wie aber können wir unser Handeln befreien und in den „Flow" kommen? Indem wir ins Hier und Jetzt kommen, handeln – und fertig. Das können Sie gleich einmal ausprobieren.

Übung: In den Flow kommen

Suchen Sie sich eine Aufgabe, die Sie fordert, aber nicht überfordert, und für die Sie keine unmittelbare Belohnung zu erwarten haben. Werden Sie sich Ihrer selbst im Hier und Jetzt bewusst und bleiben Sie dann mit entspannter Wachheit bei dem, was Sie gerade tun. Handeln Sie, als würden Sie nicht handeln. Lassen Sie das Handeln geschehen. Freudig und frei.

Was aber, wenn wir große Pläne haben und auf ein Gelingen hoffen? Dann kann es uns nicht egal sein, welche Früchte unsere Taten zeitigen. Sollen wir dann etwa heucheln oder unsere menschlichen Regungen verleugnen? Auf keinen Fall.

Wir können sie uns sogar zunutze machen. Gerade, wenn wir große Visionen und Träume haben, sind wir hoch motiviert, sie zu verwirklichen. Dann wollen wir unseren Taten Kraft verleihen, und das geht nur, wenn wir das Wechselbad von Hoffen und Bangen meiden, wenn wir unsere Energien bündeln und ins Hier und Jetzt bringen.

Das können wir geduldig üben. Wir können uns aber auch durch andere Yoga-Wege unterstützen und inspirieren lassen, zum Beispiel durch Bhakti Yoga. Dann stellen wir unsere Kräfte in den Dienst der Gottheit und legen unsere Taten in ihre Hand. Oder wir besinnen uns durch Jnana Yoga auf das Göttliche und begreifen unser Tun als Spiel, in das wir uns frei und unbekümmert versenken können.

Auch die hier und heute populären Yoga-Wege können uns helfen, in den Flow zu kommen und auf den Wellen des Lebens zu surfen, glückselig und frei. Mehr darüber im nächsten Kapitel.

3. Die populären Yoga-Wege

In einigen Yoga-Schulen werden die Upanishaden, die Bhagavad Gita und andere traditionelle Yoga-Schriften nach wie vor studiert und angewendet. Viele Yoga-Übende beschränken sich jedoch auf Körper-, Atem- und Entspannungsübungen aus dem Raja und dem Hatha Yoga. Um die Praxis zu vertiefen und effektiver zu gestalten, braucht es m. E. aber ein gewisses Basis-Wissen über Wurzeln und Hintergründe, das ich Ihnen im Folgenden kurz vorstellen möchte.

Raja Yoga – in der Stille liegt die Kraft

„Raja" heißt „König". Wir nehmen also eine königliche Haltung ein: Wir sind es, die über das Land unseres Geistes regieren. Auf dem Weg einer systematischen Bewusstseinsschulung lassen wir ihn immer stiller werden und verbinden uns schließlich mit unserem wahren Selbst.

Der berühmteste Lehrer dieses Yoga-Weges war Patanjali, der seine knapp zweihundert Aphorismen wahrscheinlich zwischen dem zweiten vor- und dem zweiten nachchristlichen Jahrhundert geschrieben hat. In ihnen fasst er viele Lehren und Übungen jener Zeit zusammen. So erfahren wir von ihm viel über die Natur des Geistes, die Ursachen von Leiden und wie es überwunden werden kann.

Hierbei nimmt Patanjali meist einen dualistischen Standpunkt ein. Die beiden Grundprinzipien nennt er Purusha (ewige, unveränderliche Seele) und Prakriti (die veränderliche, unbeständige Welt). Meist identifizieren wir uns mit Elementen der Prakriti und erfahren dadurch großes Leid. Lösen wir uns aus der Verstrickung und besinnen uns auf unser wahres Selbst, dann können wir höchstes Glück erfahren. Um dorthin zu gelangen, empfiehlt Patanjali einen achtgliedrigen Pfad. Dieser besteht aus ethischen Richtlinien und verschiedenen Körper-, Atem- und Meditationsübungen.

Den Asanas, also den yogischen Körperübungen, widmet Patanjali nur drei Aphorismen (II 46 – 48): „Die Asana soll fest und bequem sein", schreibt er, und dass sie durch Entspannung und Meditation gemeistert wird. Wir müssen uns also nicht gewaltsam hineinzwängen. Vielmehr gilt es loszulassen und in die Haltung hineinzuschmelzen. Dann, so heißt es, werden wir „frei von den Angriffen der Gegensatzpaare." Wir werden also gleichmütig angesichts der Dualismen dieser Welt wie angenehm und unangenehm, Hitze und Kälte, Lob und Tadel oder Vergnügen und Schmerz.

Patanjali schreibt also kein Wort über die hierzulande so beliebten Asanas wie Drehsitz, Kobra und Fisch. Auch mit den Atemübungen hält er sich nicht lange auf. Ihm geht es vor allem darum, den Geist zu zähmen.

Das eröffnet ungeahnte Glücksmöglichkeiten. Stellen Sie sich vor, Sie könnten selbst entscheiden, wie Sie Ihre Sinneswahrnehmungen interpretieren und bewerten. Möchten Sie sie im Licht der Glückseligkeit betrachten und mit den Widrigkeiten des Lebens Cha-cha tanzen? Oder möchten Sie sich davon niederdrücken oder verrückt machen lassen? Letzteres ist für viele Menschen leider normal.

Tatsächlich liegt es in der Natur des Geistes, uns Scherereien zu machen. Selten ist er zufrieden mit dem, was gerade ist. Meistens möchte er irgendwas weghaben. Oder er findet die Johannisbeeren in Nachbars Garten so appetitlich, dass er die Kürbisse im eigenen vergisst.

So ging es Hans im Glück, der von seinem Herrn einen Goldklumpen bekommen hatte. Doch der war ihm zu schwer, das Reisen damit zu beschwerlich. Also tauschte er das Gold gegen ein Pferd. Aber auch mit dem war er bald nicht mehr zufrieden: Es war ihm zu langsam. Also schnalzte er mit der Zunge und rief „Hopp, hopp!" Das Pferd trabte los – und Hans fiel in den Graben. Da tauschte er das Pferd gegen was Langsameres, nämlich eine Kuh. Die konnte er obendrein noch melken. Allerdings stellte er sich dabei so ungeschickt an, dass die Kuh ihm einen Tritt versetzte. Und dann ließ er sich auch noch einreden, die Kuh sei aus dem Milch-Alter längst heraus und reif für den Schlachthof. Doch er aß nicht gerne Kuh. Darum tauschte er sie gegen ein Schwein. Und das Schwein gegen eine Gans. Die Gans gegen zwei Schleifsteine. Die aber – plumpsten ihm in den Brunnen.

Und was machte Hans?

Er dankte Gott unter Tränen, dass Er ihn von den schweren Steinen befreit hatte. Dann sprang er leichten Herzens heim zu seiner Mutter.

Und die Moral von der Geschichte?

Alles Materielle ist eine Last und wir können Gott danken, wenn Er uns davon befreit. So jedenfalls wird die Geschichte oft interpretiert. Was aber, wenn wir sie weiterspinnen?

Dann wird die Mutter ihm gehörig die Leviten lesen: „Was, du hast den Lohn für sieben Jahre Arbeit in einen Brunnen plumpsen lassen? Wie konntest du nur?!" Und dann redet sie mit ihrer besten Freundin darüber. Die erzählt es weiter, und dann weiß es bald das ganze Dorf. Ja, die ganze Welt. Selbst Jahrhunderte später steht noch was darüber in einem Yoga-Buch. Und alle machen sich lustig über den Hans. Auch die Marie, auf die er ein Auge geworfen hatte. Die aber will einen Mann, keinen Hornochsen.

Kurzum: Hans im Glück war die meiste Zeit – unglücklich. Auf der Reise und auch danach. Glücklich war er immer nur, wenn er gerade etwas Neues hatte. Doch schon nach kurzer Zeit wurde er blind für seinen Wert und sah nur noch das Negative, wollte es weghaben und begehrte dafür etwas anderes.

Wäre Hans ein Raja-Yogi gewesen, dann hätte er gewusst: Die Welt (Prakriti) ist unvollkommen. Sogar Gold. Dennoch hätte er seinen relativen Wert zu schätzen gewusst. Und vor allen Dingen: Er hätte frei darüber entscheiden können. So hätte er das Gold gleich in einen Brunnen werfen oder verschenken können. Oder er hätte damit eine Existenz aufgebaut oder eine Familie gegründet, vielleicht sogar mit der Marie.

Jedenfalls hätte er sich nicht zum Spielball von Abneigung und Begehren gemacht. Diese Neigung ist leider tief verwurzelt im menschlichen Geist. Wie ein störrischer Esel weigert er sich oft, aus der Quelle der Glückseligkeit zu trinken.

Wie viel Einfluss Sie darauf haben, was zwischen Ihren Ohren geschieht, können Sie gleich einmal ausprobieren.

Übung: Gedanken beherrschen

Denken Sie in den nächsten zehn Minuten einmal nicht an karierte Mäuse. Sie können denken, was immer Sie wollen. Bloß nicht an karierte Mäuse. Legen Sie das Buch beiseite und beginnen Sie jetzt!

Zehn Minuten später …

Und? Haben Sie an karierte Mäuse gedacht? Wenn Sie nicht gerade eine Meister-Yogini sind oder ein Meister-Yogi, dann dürften zahlreiche Bilder von karierten Mäusen vor Ihrem inneren Auge erschienen sein. Oder Sie haben angestrengt versucht, an etwas anderes zu denken, während die karierte Gedanken-Maus ihr vorwitziges Schnäuzchen wieder und wieder in Ihren Geist gesteckt hat. Vielleicht haben Sie auch ganze Gedankenketten geschmiedet, wie zum Beispiel folgende: ‚Karierte Mäuse – so was Verrücktes. In der ganzen Natur gibt es nichts Kariertes. Nirgendwo. Darum denke ich jetzt auch nicht mehr daran. Keine Sekunde mehr. – Aber ulkig aussehen würde es ja. Ob dann wohl auch die inneren Organe kariert wären? Und was würde Kater Dumbledore davon halten? Würde er mit ihr spielen wollen? Aber fressen würde er sie ganz sicher nicht. Sowieso frisst er nur die Schleckermahlzeit aus der Dose. Mit Thunfisch. Hab' ich eigentlich noch genug davon? Nein, ich muss unbedingt daran denken, beim nächsten Einkauf Katzenfutter mitzubringen. Mit kariertem Thunfisch. Nein, gestreift … uni. Aber wenigstens habe ich in den letzten zehn Sekunden mal nicht an karierte Mäuse gedacht …'

Wahrscheinlich haben Sie nie zuvor an karierte Mäuse denken müssen. Werden Sie aber dazu aufgefordert, fällt das schwer. Noch schwieriger ist es, auf Kommando – gar nichts mehr zu denken, weil sich im bewussten inneren Schweigen das wahre Selbst offenbaren kann.

Dieses verbirgt sich nämlich oft in einem Gespinst von Gedanken und Meinungen, Vorlieben und Abneigungen, Projektionen und inneren Dramen. Doch wenn wir direkt dagegen ankämpfen, wird das Denken nur umso lauter und heftiger.

Dennoch können wir etwas tun: Wir können geeignete Rahmenbedingungen herstellen, damit sich die Stille des Geistes ereignen kann. Rahmenbedingungen, wie sie auch durch Hatha Yoga geschaffen werden können.

Hatha Yoga – wenn die tiefste Sehnsucht sich erfüllt

Der Begriff „Hatha" kann übersetzt werden mit Kraft, kraftvolle Anstrengung. Oft werden die beiden Silben auch getrennt übersetzt. Dann bezeichnen Ha (Sonne) und Tha (Mond) die beiden Grundenergien im Menschen, die geweckt, harmonisiert und vereint werden sollen.

Hatha Yoga ist heutzutage der beliebteste Yoga-Weg und wurde etwa ab dem 11. Jahrhundert entwickelt. Drei Strömungen haben bei seiner Geburt Pate gestanden: der Ayurveda, der von Patanjali entwickelte Yoga-Weg und der vermutlich schon vor fast 5.000 Jahren begründete Tantrismus.

Auf die altindische Gesundheitslehre des Ayurveda kommen wir im nächsten Teil ausführlich zu sprechen. Von ihr übernahm der Hatha Yoga das Wissen um eine gesunde Übungspraxis im Einklang mit sich und der Welt. Von Patanjali übernahm er die Struktur des Schulungsweges. Hier wie dort finden wir ethische Empfehlungen, Körper- und Atemübungen sowie verschiedene Stufen der Meditation bis hin zum Samadhi, dem höchsten Bewusstsein. Allerdings ist die geistige Ausrichtung eine andere. Darum beleuchten wir nun die tantrische Weltsicht, die dem Hatha Yoga zugrunde liegt.

Wie in Kapitel I-1 kurz angesprochen, verbindet diese Monismus und Dualismus: Es gibt zwei verschiedene Prinzipien – Shiva und Shakti. Shiva bezeichnet hier das männliche Prinzip als Bewusstheit und Transzendenz. Shakti ist die weibliche Urkraft, die das ganze Universum erschafft und erhält. Trotz aller Verschiedenheit sind Shiva und Shakti vom Wesen her eins. Erkennen wir dies, dann offenbart sich die allem zugrundeliegende Einheit des göttlichen Urgrundes in den vielfältigen Formen der materiellen Welt. Das bedeutet: Nichts ist unheilig im Tantrismus. Wir können und dürfen das Göttliche überall erleben, auch im Liebesakt. Fälschlicherweise versteht man im Westen darum unter Tantra oft einen Weg, das Sexualleben befriedigender zu gestalten. Doch die Tradition begreift den Liebesakt meist als Symbol und rät nicht selten dazu, die sexuellen Energien zu verfeinern und in spirituelle zu transformieren.

Ein weiteres hervorstechendes Merkmal der tantrischen Weltsicht ist das analoge Denken, die Gleichsetzung von Mikro- und Makrokosmos. Shiva und Shakti wirken also nicht nur im Universum, sondern auch im Menschen.

Hier wird die Shakti auch Kundalini genannt, von kundalin (skrt.) – geringelt, Schlange. Wie eine zusammengerollte Schlange ruht sie bei den meisten Menschen im Energie-Zentrum am Beckenboden. Das bedeutet: Die göttliche Schöpferkraft schläft. Der Mensch ist sich ihrer normalerweise nicht bewusst, denn sie ist getrennt von der Bewusstheit Shivas im Scheitel-Zentrum. Ziel der Hatha-Yoga-Übungen ist es nun, die Kundalini nach oben zu führen, also die schlafenden göttlichen Kräfte zu wecken und bewusst zu erfahren, denn in dieser Vereinigung erfüllt sich die tiefste Sehnsucht der polaren Kräfte.

Ein erster Schritt auf diesem Weg sind die Asanas, die körperlichen Übungen: Vor- und Rückbeugen, Drehungen und Umkehrhaltungen im Liegen, Sitzen und Stehen. Bis heute wurden zahlreiche Variationen der klassischen Asanas entwickelt, dazu neue Körperhaltungen und dynamische Übungen, während die Tradition mehr Wert auf stabile Sitz-Haltungen für die Meditation legte. Hauptsache ist aber, wir werden uns unseres Körpers mehr und mehr bewusst und verbinden auf dieses Weise das Bewusstsein Shivas mit dem materiellen Aspekt der Shakti.

Auch ihren energetischen Aspekt können wir mit Bewusstsein durchdringen, und zwar durch Pranayama, die Arbeit an der Lebensenergie. Im III. Teil über das Glück im Energiekörper befassen wir uns ganz ausführlich damit, wie wir die Energiekanäle und -zentren reinigen und das Energie-Niveau erhöhen können.

Auch Meditationsübungen wie zum Beispiel über inneren Klang und inneres Licht (siehe Teil IV) tragen dazu bei, die Urkraft zu wecken und nach oben zu führen. Auf ihrem Weg weckt und reinigt, heilt und stärkt sie die einzelnen Energiezentren, die mit verschiedenen Lebensbereichen und Fähigkeiten korrespondieren. Oben im Scheitel-Zentrum vereinigt sie sich schließlich mit Shiva, dem transzendenten Bewusstsein. Hier kommt das Denken zur Ruhe und Yogis und Yoginis erfahren Sat-Chit-Ananda – Sein, Bewusstsein und Glückseligkeit.

Doch damit ist das Ende des Weges noch nicht erreicht. Vielmehr sollen Shiva und Shakti in ihrer Vereinigung nun wieder nach unten geführt werden, um Geist, Energie und Körper zu transformieren. Oder anders ausgedrückt: Wenn wir die höchsten Sphären berühren, strömt von dorther eine transformierende Kraft in uns ein. Dann vertieft sich die Erfahrung der Einheit, bis das ganze Leben aus ihr heraus gelebt werden kann.

Wie Sie sehen, genießt die materielle Welt eine besondere Wertschätzung beim Hatha Yoga. Dasselbe gilt für das weibliche Göttliche, denn die Shakti, die weibliche Urkraft, wird auch als göttliche Mutter verehrt. Shiva, das Bewusstsein, ist der ruhende, männliche Gegenpol, auf dem sich wie auf einer weißen Leinwand das göttliche Spiel entfaltet. So herrscht Gleichberechtigung in der tantrischen Götterwelt, und auf der Erde gibt es weibliche Yogis.

Das ist in Indien alles andere als selbstverständlich. Ursprünglich durften sich nämlich nur die männlichen Mitglieder der Priesterkaste mit religiösen Dingen befassen. Hatha Yoga aber war für alle da. Damit sprengte er auch die indoarischen Kastengrenzen und fand besonders in der drawidischen Urbevölkerung großen Anklang.

Frauenfreundlich, friedlich und frei von Kastengrenzen – das verweist auf eine Hochkultur, die vor fast 5.000 Jahren das Industal besiedelte. Dort fanden Archäologen nämlich die Überreste einer sesshaften, friedlichen und wahrscheinlich mutterrechtlichen Kultur, die von 2.800 bis 1.800 vor Christus dort siedelte. Diese Menschen fertigten wunderschönen Schmuck und legten Straßen, Kanäle und Friedhöfe an. Für uns besonders interessant sind die so genannten „Yogi Seals" – Speckstein-Siegel, welche Menschen in zum Teil sehr fortgeschrittenen Yoga-Positionen darstellen könnten. Die Industal-Kultur verfügte sogar über ein eigenes Schriftsystem, welches leider noch nicht entschlüsselt werden konnte. Die meisten Forscher/innen halten es für eine Frühform der Sprache der Drawiden, der dunkelhäutigen Ureinwohner Indiens.

Als diese Industal-Kultur infolge von Trockenperioden und Umweltkatastrophen geschwächt war, wanderten die hellhäutigen Arier ein, ein patriarchales Hirtenvolk, das den frauenfreundlichen Tantrismus in den Untergrund drängte. Doch ausrotten ließ er sich nie. Vielmehr befruchtete er verschiedene religiöse Strömungen, zum Beispiel den Sufismus und den tantrischen Buddhismus, der sich vor allem in Tibet entfaltete. Doch er war auch maßgeblich am Entstehen des Hatha Yoga beteiligt.

Demnach hat der jüngste Spross der Yoga-Familie – der Hatha Yoga – wahrscheinlich die ältesten Wurzeln und passt wegen seiner körper- und frauenfreundlichen Sicht besonders gut in unsere Zeit. Inwieweit das auch für die anderen Yoga-Wege zutrifft, wollen wir im nächsten Kapitel untersuchen.

4. Yoga in unserer Zeit

Wir haben uns nun einen Überblick über die verschiedenen Yoga-Wege verschafft und gesehen, dass sie einander nicht ausschließen. Ganz im Gegenteil. Für die meisten Menschen dürfte sogar eine Kombination verschiedener Wege am hilfreichsten sein. Schließlich gibt es verschiedene Hüllen, die das wahre Selbst verschleiern, und es braucht immer wieder andere Spezialwerkzeuge, sie zu bearbeiten.

Diese müssen aber auch zu uns passen – zu uns und in unsere Zeit, aber auch zu unserer christlich geprägten Vergangenheit. Inwieweit das auf die einzelnen Yoga-Wege zutrifft, wollen wir nun untersuchen. Sollten Ihnen die wesentlichen Merkmale der einzelnen Wege nicht mehr präsent sein, dann können Sie sich anhand der Tabelle am Ende dieses Kapitels orientieren.

Wer bin ich – und wenn ja, wie viele?

So heißt ein Bestseller von Richard David Precht aus dem Jahre 2007. Der Titel des philosophischen Sachbuchs deutet darauf hin, dass viele Menschen sich ihrer Identität nicht mehr sicher sind.

Das ist auch verständlich: Alles, womit die Menschen sich lange Zeit identifizieren konnten, gerät ins Wanken, verändert sich oder löst sich auf. Familien zerbrechen, bilden sich um und immer wieder neu. Menschen ziehen immer öfter um und wechseln ihre Berufe oder Arbeitsstellen. Rollen, Muster und Wertvorstellungen sind nicht mehr allgemein verbindlich und verändern sich fortwährend.

Hier kann der Jnana Yoga uns helfen, den schwankenden Grund zu verlassen. Der Weg der Weisheit und Erkenntnis stellt unsere Identität auf ein sicheres Fundament, denn auf ihm erkennen und erfahren wir die Einheit von Atman und Brahman, von individueller Einzelseele und göttlichem Urgrund.

Manche halten das für anti-christlich. Tatsächlich wollten ganze Prediger-Generationen uns einreden, wir seien von Natur aus schlecht und voller Sünde. Jesus war anderer Ansicht. Er sagte ja nicht nur des öfteren: „Der Vater und ich sind eins", sondern auch: „Seid vollkommen, gleichwie euer Vater im Himmel vollkommen ist." (Matthäus 5, 48) Überhaupt sprach er oft von „eurem Vater im Himmel". Das bedeutet: Auch wir sind Kinder Gottes. Auch in uns steckt ein göttlicher Kern.

Beim Jnana Yoga geht es nun darum, dieses göttliche Selbst zu erkennen und aus ihm heraus zu leben. Hierzu bieten die Upanishaden zahlreiche Hilfen an – Bilder und Modelle, spirituelle Praktiken sowie Meditations- und Reflexionsübungen. Das klingt etwas kühl, rational und sachlich. Doch auch der Jnana Yoga ist ein Weg mit Herz, der ohne Hingabe nicht beschritten werden kann. So heißt es in der Mundaka-Upanishad: „ … Jene, die sich von ganzem Herzen nach dem Selbst sehnen, werden vom Selbst als ihm zugehörig erwählt." (III, Kapitel 2, Vers 3). Damit passt Jnana Yoga nicht nur in unsere Zeit, sondern auch in eine christlich geprägte Kultur.

Nach Hause kommen

Letzteres gilt noch mehr für den Bhakti Yoga, den Weg der Hingabe an das Göttliche. Darum kann Bhakti Yoga uns helfen, den christlichen Glauben zu vertiefen und toleranter zu leben. Allerdings fragt man sich an dieser Stelle: Welche Erfahrungen haben Sie mit dem Christentum gemacht? Wie ist Ihre Einstellung dazu? Das können Sie anhand der folgenden Übung klären.

Übung: Erfahrungen mit dem Christentum

Nehmen Sie sich etwas Zeit und beantworten Sie die Fragen zu den folgenden Themen, am besten schriftlich.

Erfahrungen mit der Kirche: Wie haben Sie Gottesdienste, Kommunion, Andachten usw. erlebt? Womit hatten Sie Schwierigkeiten? Was hat Sie berührt? Was hat Sie begeistert?

Erfahrungen mit dem „Bodenpersonal": Wie haben Sie Religionslehrer/innen, Pfarrer/innen und andere Kirchendiener/innen erlebt? Wen haben Sie gemocht / nicht gemocht? Warum? Wen empfanden Sie als glaubwürdig / unglaubwürdig? Warum?

Religiöse Erfahrungen: Wann und unter welchen Umständen haben Sie gebetet? Wie haben Sie das erlebt? War es hilfreich? Welche Bibelstellen haben für Sie eine besondere Bedeutung? Warum? Haben Sie sich in stiller Meditation schon einmal mit Gott verbunden gefühlt? Hat eine höhere Macht der Liebe, des Friedens und der Freude einmal Ihr Herz berührt? Wann und unter welchen Umständen?

Sollten Sie sich nach diesem Klärungsprozess entscheiden, Ihren Yoga-Weg ohne ein göttliches Du zu gehen, dann ist das durchaus in Ordnung. Selbst beim Bhakti Yoga gibt es Raum für die Verehrung des Göttlichen ohne Namen und ohne Form. Außerdem wird das persönliche Göttliche auch nicht für die höchste Wirklichkeit gehalten. Dennoch existiert Es auf Seiner eigenen Ebene der Wirklichkeit und kann uns auf dem spirituellen Weg ermutigen und inspirieren.

Blinder Glaube wird dabei nicht verlangt. Machen Sie einfach Ihre Übungen und werden Sie innerlich still. Dann wird irgendein Etwas Sie irgendwann berühren; dann wissen Sie und müssen nichts mehr glauben.

Jedenfalls ist es mir so ergangen. Mit siebzehn Jahren entdeckte ich die stille Meditation für mich und begann sie täglich zu praktizieren. Zunächst voller Begeisterung. Doch dann machte ich schlechte Erfahrungen mit Menschen, die unter dem Deckmäntelchen der Spiritualität schlimme Dinge trieben. Das stieß mich so ab, dass ich nichts mehr damit zu tun haben wollte.

Doch schon bald fehlte mir die tägliche Meditation. Sie verhalf mir zu mehr Klarheit und Kreativität; sie entspannte mich und hob meine Stimmung. So fing ich bald wieder an, mich täglich hinzusetzen. Nur sitzen und den Körper spüren, sagte ich mir, das ist Psychohygiene. Mehr nicht.

Doch dabei blieb es nicht. Immer wieder tauchte ich ein in ein Etwas ohne Namen und ohne Form, nacktes Sein, So-heit, göttlicher Urgrund allen Seins. Zuzeiten wurde ich auch durchflutet von einem Licht, das keine Schatten warf, von einer Freude, die keinen Anlass brauchte, und einer reinen Liebe, die keine Bedingungen stellte. Das überzeugte mich mehr als alles andere davon, dass diese Welt ein freundlicher Ort ist und der Himmel erfüllt von freundlichen Wesen.

Diese erschienen mir in den verschiedensten Gestalten, unter anderem als Göttin oder Höheres Selbst, aber auch als liebender Vater-Gott. Das brachte mir die christliche Spiritualität wieder näher, auch wenn ich mit dem „normalen" Kirchenchristentum so meine Schwierigkeiten habe.

So geht es vielen spirituell orientierten Menschen. Dennoch lassen sich auch in einem christlichen Kontext persönliche, authentische Erfahrungen mit dem Göttlichen machen, wie die Berichte von Mystikern und Heiligen zeigen. Haben Sie also bei der obigen Übung etwas Wertvolles in Ihrer christlichen Vergangenheit entdeckt, dann können Sie es behalten, pflegen und auf Ihrem Yoga-Weg weiter entwickeln.

In dem Fall interessiert Sie wahrscheinlich auch der zentrale christliche Einwand gegen den Yoga: Yogis und Yoginis würden versuchen, sich selbst zu erlösen. Das aber sei nicht möglich. Jesus, so heißt es, ist für uns am Kreuz gestorben und hat uns von unseren Sünden erlöst. Wir müssen das nur glauben und die Gnade annehmen.

Schaffe, schaffe, Häusle baue

Abgesehen davon, dass ich mich dieser Deutung der Leidensgeschichte Jesu nicht anschließen kann, macht mir der christliche Westen nicht gerade den Eindruck, er würde sich der Gnade Gottes unterstellen und passiv in sein Schicksal ergeben. Ganz im Gegenteil. Das Tun hat – wie beim Karma Yoga – hier und heute einen hohen Stellenwert, und mir scheint, noch nie zuvor haben so viele Menschen dermaßen aktiv und zielstrebig ihr Schicksal gestaltet.

Selbstverständlich spricht nichts dagegen, sich für sein Glück einzusetzen. So sagte auch Jesus: „Bittet, so wird euch gegeben; **suchet**, so werdet ihr finden; klopfet an, so wird euch aufgetan." (Matthäus 7, 7) Der verlorene Sohn musste von sich aus den Weg zum Vater gehen. Und wir sollen auch die Gebote halten, die mosaischen und/oder die Liebesgebote Jesu.

Nirgendwo im Evangelium werden wir also aufgefordert, zu glauben und Däumchen zu drehen. Vielmehr geht es immer wieder darum, uns aus freien Stücken für Gott zu entscheiden und entsprechend zu handeln. Und das entspricht einem bhaktisch inspirierten Karma Yoga.

Karma Yoga passt aber nicht nur zu unseren christlichen Wurzeln, sondern auch in unsere Zeit: Wir wollen glücklich sein, müssen aber auch Leistung bringen. Beides geht sehr gut, wenn wir in den „Flow" kommen, also nicht an den Früchten unserer Taten hängen, wie der Karma Yoga lehrt. Zudem ermutigt dieser Yoga-Weg zum selbstlosen Dienst, und das passt hervorragend in unsere Dienstleistungsgesellschaft. Außerdem ist uns an guten Beziehungen gelegen, gerade weil die traditionellen Strukturen oft nicht mehr tragen. Und auch hier kann Karma Yoga uns helfen, denn er lehrt, anderen etwas Gutes zu tun, offen, frei und ohne eine unmittelbare Belohnung zu erwarten, was gute Beziehungen schafft und erhält, wenn wir dabei auch die nötige Klugheit walten lassen.

Die traditionellen Yoga-Wege könnten vom Westen also sehr gut aufgenommen werden. Dennoch sind hier vor allem der Hatha und der Raja Yoga populär geworden. Diese passen besonders gut in unsere Zeit, in der so viele Menschen den Willen und auch die Möglichkeit haben, ihr Schicksal zu gestalten.

Jede/r ist seines Glückes Schmied

Immer mehr Menschen übernehmen die Verantwortung für ihren geistigen und körperlichen Zustand, und um ihr Glück zu schmieden, verwenden Sie gern auch Hammer und Amboss der populären Yoga-Wege. Hilfreich sind diese auch vor einem nicht-religiösen Hintergrund. Das kommt den meisten Menschen hierzulande sehr entgegen. Ihnen widerstrebt es, an Dogmen zu glauben und blind zu gehorchen. Sie wollen selbst erfahren, selbst erkennen und dann umsetzen, was sie eingesehen haben. Dabei helfen ihnen diese Yoga-Wege, auf denen sie nichts glauben müssen. Nur üben, Körper und Geist trainieren.

Doch das macht nicht automatisch glücklich. Entscheidend ist die zugrundeliegende Motivation. Hier lassen sich zwei Fälle unterscheiden.

Im Falle A arbeitet jemand an Körper und Geist, weil er sich nicht annehmen kann, wie er ist. Er will unbedingt irgendwas weghaben oder etwas ganz Bestimmtes erreichen, zum Beispiel schlanker werden oder Stress abbauen. Doch auch, wenn er ruhiger geworden ist oder ein paar Kilos leichter, kann er nicht glücklich und zufrieden sein, denn plötzlich gefällt ihm seine Nase nicht mehr. Und die Falten schon mal gar nicht. Oder er entwickelt Asana-Ehrgeiz und möchte eine Stunde lang auf dem Kopf stehen können oder sich in der Bauchlage so weit hintenüber biegen, dass Kopf und Füße sich berühren. Kurzum: Er hat das zugrundeliegende Muster des Haben- und des Weghaben-Wollens nicht überwunden. Das aber wird ihn immer wieder ins Unglück treiben.

Im Falle B nehmen Sie sich erst einmal an, wie Sie sind. Sie wissen: Vom Wesen her sind Sie vollkommen und wunderbar, einzigartig und aller Liebe wert. Und weil Sie so begeistert sind von Ihrem wahren Selbst, wollen Sie es auch zum Ausdruck bringen. Sie wollen Ihr inneres Licht leuchten lassen.

In diesem Falle räumen Sie nur die Hindernisse beiseite. Dabei mögen Sie ebenso hingebungsvoll „trainieren" wie der Mensch im Falle A, doch mit einer Einstellung, die wahrhaft glücklich macht. Nicht irgendwann einmal, sondern hier und jetzt.

Nun zeigt sich, dass der Raja Yoga dieser letztgenannten Motivation entspringt und darum besonders effektiv und geschickt zum Glück hinführt. Dieses ist – der zugrundeliegenden Sankhya-Philosophie zufolge – der individuellen, göttlichen Einzelseele inhärent. Wir müssen das Glück also nicht erst „herstellen", sondern uns nur aus falschen Identifikationen lösen und erkennen, wer wir wirklich sind: ewiges, glückseliges Bewusstsein.

So ähnlich ist es auch beim Hatha Yoga. Allerdings wird hier das wahre Glück nicht nur in der Seele erfahren, sondern in allem, was ist. Auch im Körper. Das ist besonders attraktiv für unsere westliche Kultur, die wie keine zweite die materielle Welt erforscht und umgestaltet. Auch körperliches Training hilft vielen Westler/innen, die in einem bewegungsarmen Alltag eingebunden sind. Außerdem sind wir auch beim Hatha Yoga so klug, das Glück nicht zwingen zu wollen. Vielmehr entdecken wir, dass Es schon immer da war, ist und sein wird. Und um dieses bewusst zu erfahren und zum Ausdruck bringen zu können, machen wir unsere Übungen.

Hierbei wirken Tun und Hingabe zusammen. Zwei polare Kräfte, deren zugrundeliegende Einheit bewusst erfahren werden will. Dies entspricht dem zentralen Anliegen des Hatha Yoga, der Ha (Sonne) und Tha (Mond) zusammenbringen möchte, männlich und weiblich, Shiva und Shakti, Bewusstheit und Körper/Energie.

Das zeigt sich auch in der Praxis. Hier legen wir größten Wert darauf, bewusst den Körper zu spüren. Auch Aktivität und Passivität werden ausbalanciert. Nehmen wir als Beispiel eine Dehn-Position. Am Anfang bringen Sie sich aktiv hinein. Dann aber gilt es, in die Haltung hineinzuschmelzen, das Dehnen geschehen zu lassen. Auch wenn Sie eine dynamische Übungsfolge wie den Sonnengruß erlernen, ist zunächst aktives Tun gefragt. Später aber werden Sie ihn immer mehr geschehen lassen können, um schließlich ganz damit zu verschmelzen und zu einem Gruß an die Sonne zu werden. So lassen wir das Handeln durch uns geschehen, üben Hingabe im Tun.

Der von christlicher Seite oft erhobene Vorwurf der Selbsterlösung trifft also weder den Hatha noch den Raja Yoga. Darum gibt es auch hier keinen Konflikt mit unserer christlich geprägten Kultur. Außerdem passen diese beiden Yoga-Wege besonders gut in unsere Zeit, denn sie helfen uns, geschickt und effektiv beiseite zu räumen, was dem wahren Glück im Wege steht.

Überblick

Zusammenfassend können wir sagen: Alle Yoga-Wege passen gut in unsere Zeit und Kultur. Wer nicht christlich orientiert ist, findet hier effektive Werkzeuge, sein Schicksal positiv zu gestalten. Christ/innen wissen, dass es auch beim Yoga nicht darum geht, sich selbst zu erlösen oder sich die Gnade verfügbar zu machen. Vielmehr machen sie sich verfügbar für die Gnade.

Tun und Hingabe bilden die beiden Pole einer zugrundeliegenden Einheit: Wir handeln hingebungsvoll; und unsere Hingabe ist eine tätige, denn wir bearbeiten die Hüllen, die das wahre Selbst verdecken. Was gerade hilfreich ist, hängt von den jeweiligen Umständen ab und von der Eigenart des jeweiligen Menschen.

Doch wie erkennen wir diese? Woher wissen wir, was und wie wir üben sollten?

Im alten Indien war es der Guru, der seinem Schüler bestimmte Übungen „verordnete", und der musste blind gehorchen. Moderne Westler tun sich damit oft sehr schwer. Zu verheerend war der bedingungslose Gehorsam im Dritten Reich. Zu eingefleischt die Erziehung zu selbstständigem Denken und Handeln. Darum heißt es: Informiere dich gründlich und erforsche dich selbst.

Informationen und Anregung zur Selbsterforschung für die körperliche Ebene erhalten Sie im nächsten Teil, in dem Sie mehr über den Hatha Yoga und den Ayurveda erfahren. Auch in den folgenden Teilen beziehe ich mich vor allem auf die Yoga-Wege, die hier den meisten Zuspruch erfahren, beschreibe an geeigneter Stelle aber auch Spezialwerkzeuge der anderen Yoga-Wege für die Reinigung bestimmter Hüllen. Wo Sie diese finden, ersehen Sie aus der folgenden Tabelle, die die wesentlichen Merkmale der hier besprochenen Yoga-Wege zusammenfasst.

	Jnana Yoga	Bhakti Yoga	Karma Yoga	Raja Yoga	Hatha Yoga
Zentrales Anliegen	Erkenntnis der Einheit von individueller Einzelseele und göttlichem Urgrund	liebevolle Hingabe an ein göttliches Du oder an das formlose Göttliche	Handeln aus dem wahren Selbst heraus, ohne an den Früchten seiner Taten zu hängen	den Geist stillen, von den Dingen dieser Welt lösen und dem wahren Selbst zuwenden	Erkenntnis der allem zugrundeliegenden Einheit durch Harmonisierung polarer Gegensätze
Methoden	Meditations- und Reflexionsübungen, Bilder und Modelle	devotionale Praktiken	in vollkommener Präsenz handeln, selbstloser Dienst	geistige Übungen, Konzentration und Meditation	Körper- und Energieübungen, Konzentration und Meditation
wichtigste Schrift	Upanishaden	Bhagavad Gita	Bhagavad Gita	Yoga-Sutren von Patanjali	Hatha-Yoga-Pradipika
ungefähre Entstehungszeit	ab 6. Jhd. vor Chr.	4. Jhd. vor Chr. bis 2. Jhd. nach Chr.	4. Jhd. vor Chr. bis 2. Jhd. nach Chr.	2. Jhd. vor Chr. bis 2. Jhd. nach Chr.	ab 11. Jhd. n. Chr., Wurzeln vermutlich knapp 5.000 Jahre alt
siehe	I-2+4, IV-4	I-2+4, IV-3+4	I-2+4, IV-2+4	I-3+4, IV	I-3+4, II, III, IV

Überblick über die verschiedenen Yoga-Wege

II

Das Glück im Körper

Die meisten Menschen hierzulande assoziieren mit „Yoga" eine Form der Gymnastik, die sanft und entspannend sein kann, aber auch fordernd und schweißtreibend.

Wie Sie inzwischen wissen, handelt es sich hier aber nur um einen Teilbereich eines Yoga-Weges, und zwar des Hatha Yoga, der wie kein anderer den Körper mit einbezieht. Und das mit Erfolg, denn wissenschaftliche Studien bestätigen: Hatha Yoga wirkt heilsam bei Schmerzen, Stress und vielen chronischen Krankheiten. Schlaf und Atem werden tiefer, und die Psyche wird stärker, denn Hatha Yoga schenkt Kraft und Ruhe, Mut und Zuversicht, Optimismus und Lebensfreude, was wiederum die Gesundheit fördert.

Das kommt nicht von ungefähr, denn zu den Wurzeln des Hatha Yoga gehört ja auch der Ayurveda, das traditionelle Medizin-System Indiens. Er kann uns helfen, gesünder zu werden und mehr im Einklang mit uns und der Welt zu leben.

Mehr über diese ganzheitliche Gesundheitspflege erfahren Sie in den nächsten Kapiteln. Bestimmen Sie Ihre ganz persönliche Konstitution und gestalten Sie dementsprechend Ihre Lebensweise und Ihre Yoga-Praxis, damit Sie immer mehr Glück in Ihrem Körper erfahren und sich Ihnen schließlich auch seine spirituelle Dimension offenbart.

1. Die ayurvedische Tridosha-Lehre

Wenn es um Ernährung geht, werden manchmal recht starre Regeln aufgestellt, zum Beispiel: „Jeder Mensch muss täglich drei Liter Wasser trinken und fünf Portionen Obst oder Gemüse essen."

Wie kann das sein? Braucht ein sibirischer Schmied etwa dieselbe Kost wie eine hawaiianische Rentnerin? Und selbst, wenn Klima und Jahreszeit, Alter und Lebensweise übereinstimmen, könnten verschiedene Menschen dennoch eine verschiedene Kost benötigen, abhängig von ihrer jeweiligen Konstitution.

Mit verschiedenen Konstitutionstypen befassten sich schon die Griechen, als sie die vier Temperamente beschrieben, und Mitte des vorigen Jahrhunderts entwickelten Ernst Kretschmer und William Sheldon ihre Typologien, die der ayurvedischen ähneln.

Ayurveda bedeutet wörtlich übersetzt „Wissen, Weisheit" (Veda) vom „Leben" (Ayus bzw. Ayur) und bezeichnet das traditionelle, indische Medizinsystem. Es beruht auf mindestens 3.500 Jahren der Beobachtung und Erfahrung und befasst sich mit Psychologie, Philosophie und Spiritualität sowie der Prävention und Therapie von Krankheiten. Hierbei werden alle Ebenen des Seins mit einbezogen:

Auf der körperlichen Ebene werden zum Beispiel Ölmassagen gegeben, Kräuter verabreicht oder eine bestimmte Ernährungs- und Lebensweise empfohlen. Zur Therapie gehören oft auch Körperübungen aus dem Hatha Yoga.

Auf der feinstofflichen Ebene wirken Farben, Edelsteine und Energien.

Rituale, Gebete und Gesänge können auf der spirituellen Ebene Heilung bringen.

Somit zählt der Ayurveda zu den ganzheitlichen Heilmethoden.

Bemerkenswert ist auch seine individuelle Herangehensweise: Um Gesundheit und Wohlbefinden zu erhalten bzw. zu erlangen, so die Prämisse, braucht jeder Mensch etwas anderes. Etwas, das seine Doshas – Lebensenergien – harmonisiert.

Diese Doshas befinden sich überall in der Natur und im Menschen in einem ganz individuellen Mischungsverhältnis. Dieses zu kennen, liefert uns den Schlüssel zu Gesundheit und einem glücklichen Leben, denn dann können wir Umgebung und Beruf, Lebensweise und Ernährung entsprechend wählen. Wir verstehen unsere Vorlieben und Abneigungen besser, kennen unsere Risikofaktoren und können beizeiten gegensteuern oder gegebenenfalls eine geeignete Therapie in Anspruch nehmen, wenn die Bio-Energien aus dem Gleichgewicht geraten sind.

Darum schauen wir uns nun die einzelnen Doshas an, ehe Sie anhand von Fragebogen Ihre persönliche Konstitution und eventuelle Störungen bestimmen können.

Vata – leicht wie eine Libelle

Das Hauptelement des Vata Doshas ist der Wind: Es ist kühl und trocken, leicht, schnell und beweglich. Es bringt die Dinge in Bewegung, treibt an und setzt Impulse.

Im menschlichen Körper hält Vata alle Körperfunktionen in Gang und wirkt hauptsächlich durch das Gehirn und das Nervensystem. Sein Nebenelement – der Raum – zeigt sich in Knochen und Gelenken.

Der von Vata geprägte Körperbau ist zart, leicht und feingliedrig. Oft sind die Adern zu sehen. Die Gliedmaßen sind dünn und die Haare fein und trocken. In der Jugend sind Vata-Typen oft sehr gelenkig. Später macht sich nicht selten die Trockenheit des Wind-Elementes bemerkbar, und sie werden steif, wenn sie Muskeln und Sehnen nicht regelmäßig dehnen. Vata-Menschen frieren leicht und sind im allgemeinen nicht so kräftig, ausdauernd und belastbar wie die anderen Doshas. Verdauung, Stoffwechsel und Nachtschlaf sind störanfällig, da der Vata-Typ zu nervöser Unruhe neigt.

Vom Temperament her ist er lebhaft und gesprächig, sensibel und leicht zu begeistern. Er sprudelt nur so über vor Ideen. Ohne den Einfluss der anderen Doshas kann es ihm aber an Kraft und Ausdauer für die Umsetzung fehlen.

Pitta – heißblütig wie eine Raubkatze

Das Hauptelement des Pitta Doshas ist das Feuer: Es ist heiß, scharf und durchdringend. Es transformiert und erzeugt Wärme.

Im menschlichen Körper wandelt Pitta die Nahrung in Gewebe um. Es wirkt hauptsächlich durch das Verdauungssystem und das Blut, und sein Nebenelement ist (heißes) Wasser.

Der von Pitta geprägte Körperbau ist robuster als der von Vata und nicht selten muskulös oder athletisch. Die Haare sind fein und können frühzeitig ergrauen. Pitta-Menschen schwitzen leicht und verfügen über sehr viel Energie. Die Verdauung arbeitet bestens, manchmal auch zu gut; dann kommt es zu Durchfällen. Der Stoffwechsel funktioniert hervorragend. Das bedeutet: Pitta-Menschen haben einen ausgezeichneten Appetit und werden leicht grantig, wenn eine Mahlzeit ausfallen muss. In der Regel schlafen sie kurz und tief. Doch können Ärger und Zorn den Nachtschlaf stören.

Von Pitta geprägte Menschen sind mutig und entschlossen, willensstark und zielstrebig, dynamisch und unternehmungslustig. Das hilft ihnen sehr dabei, ihre Ziele zu erreichen.

Kapha – sanft und gemächlich wie ein Nilpferd

Das Hauptelement des Kapha Doshas ist das Wasser: Es ist kalt, weich und schwer. Es befeuchtet, erhält und bewahrt.

Im menschlichen Körper sorgt Kapha für die Schmierung der Gelenke und den Schutz der Organe. Es wirkt hauptsächlich durch das Plasma und die Lymphe – die Nährlösung für den ganzen Körper. Sein Nebenelement ist die Erde, die für Stabilität und Zusammenhalt sorgt.

Der von Kapha geprägte Körperbau ist stabil und stämmig; er neigt zur Fülle. Die Haare sind dick und glänzend. Kapha-Menschen bewegen sich nicht gern, sind aber sehr belastbar und widerstandsfähig. Sie essen oft, auch wenn sie keinen Hunger haben. In der Regel schlafen sie lang und tief, fühlen sich aber wohler, wenn sie weniger schlafen.

Vom Temperament her ist der Kapha-Typ ruhig und langsam, zuverlässig und ordentlich, gutmütig, tolerant und verträglich. Er ist nicht leicht aus der Ruhe zu bringen, neigt aber auch zur Trägheit.

Mischtypen

Nun gibt es im Leben mehr als nur drei Schubladen. Genau genommen gibt es so viele Schubladen, wie es Menschen gibt. Oder anders ausgedrückt: Das Mischungsverhältnis der Doshas ist bei jedem Menschen individuell verschieden. Meist sind zwei Doshas besonders stark ausgeprägt. Seltener steht ein einzelnes Dosha im Vordergrund, und am seltensten sind Menschen, bei denen sich alle drei Bio-Energien die Waage halten.

Das Mischungsverhältnis der Doshas bestimmt die Konstitution. Diese wird allerdings ständig überlagert durch Ernährungs- und Lebensweise sowie durch unsere Umwelt, in der die drei Doshas ja auch vorhanden sind. Wir können also immer nur das aktuelle Mischungsverhältnis bestimmen, und das ändert sich fortwährend. Außerdem gehen die körperliche und die psychische Konstitution nicht immer Hand in Hand. Das bedeutet: Wir können andere Menschen und uns selbst nicht nach dem Aussehen beurteilen. So gibt es durchaus auch magere Phlegmatiker und kräftig gebaute Sensibelchen.

Behalten Sie diese Einschränkungen im Hinterkopf, dann kann der Test ein wertvolles Instrument für die Selbsterkenntnis sein, denn er hilft Ihnen, Fragen zu stellen, zu beobachten und zu erkennen. Genau das gehört zum Wesen des Hatha Yoga: Wir bringen mehr Bewusstheit in die Materie, bringen Shiva und Shakti zusammen.

Bestimmung der Konstitution

Bitte, nehmen Sie sich etwas Zeit und Ruhe und kennzeichnen Sie die Aussagen, die auf Sie zutreffen. Seien Sie ehrlich mit sich und halten Sie die Balance zwischen Spontaneität und Gewissenhaftigkeit.

1. körperliche Merkmale

	Vata	Pitta	Kapha
Statur und Gewicht	dünn, leicht	mittel, muskulös	stämmig, schwer
Gesichtsfarbe	matt, braun	glänzend, rosig	blass, weiß
Haut	trocken, kühl, sichtbare Adern	warm, feucht, evtl. Akne oder Sommersprossen	hell, feucht, kalt, weich, glatt
Haare	dünn, trocken, fein	fein, weich, evtl. ergraut oder kahl	dicht, glänzend
Hals	dünn	mittel	dick
Augenbrauen	fein	mittel bis fein	buschig
Augen	klein, trocken	mittelgroß, evtl. entzündet oder lichtempfindlich	groß, glänzend

	Vata	Pitta	Kapha
Lippen	schmal, trocken	mittelgroß, rot	voll, fest, rot
Zahnfleisch	trocken, evtl. Zahnfleisch-schwund	weich, rosa, evtl. Zahnfleisch-bluten	weich, rosa
Schultern	schmal	mittelbreit	breit, fest
Arme und Beine	dünn, schwach	mittellang	rund, stark
Hände	schmal, trocken, kalt	mittelgroß, warm	groß, kühl, kräftig
Füße	schmal, trocken, kalt	mittelgroß, weich, rosa	groß, fest
Gelenke	klein, knackend	mittelgroß, weich, locker	groß, kräftig
Nägel	trocken, evtl. brüchig	weich, rosa	glatt, fest
Appetit	schwankend	stark	isst gern auch ohne Appetit
Schweiß	spärlich, geruchslos	reichlich, stark riechend	mittel, kalt, wenig Geruch
Urin	spärlich, farblos	reichlich, gelb, starker Geruch	mittel viel, milchig, wenig Geruch
Stuhl	spärlich, hart, neigt zu Blähungen und Verstopfung	reichlich, locker, Neigung zu Durchfällen	mittel, fest, manchmal hell mit Schleim
Bewegung	rasch, unbeständig	mittel, zielstrebig	langsam, wenig
Kraft / Ausdauer	gering, startet schnell und hört schnell auf	mittel	stark, gute Ausdauer, aber langsamer Start
Empfindlichkeiten	gegen Kälte, Wind, Trockenheit	gegen Hitze, Sonne, Feuer	gegen Kälte, Feuchtigkeit
Krankheitsanfälligkeit	Nervenkrankheiten, Schmerzen, Arthritis	Fieber, Infektionen, Entzündungen	Erkrankungen der Atemwege, Ödeme, Schleim

Jede zutreffende Beschreibung ergibt einen Punkt. Nun brauchen Sie nur noch die Punkte in jeder Spalte zusammenzuzählen, um das Mischungsverhältnis Ihrer Doshas zu bestimmen.

Summe	Vata	Pitta	Kapha
	16	4	3

2. Psychische Merkmale und Ausdrucksformen

	Vata	Pitta	Kapha
Stimme	leise, schwach	hoch, durchdringend	tief, ruhig
Sprechen	schnell, gesprächig	mittel schnell, argumentierend, überzeugend	langsam, klar
Auffassungsgabe	schnell	scharf, kritisch	langsam, schwer
Gedächtnis	gutes Kurz- und schlechtes Langzeitgedächtnis	mittleres Kurz- und Langzeit-gedächtnis	gutes Lang- und schlechtes Kurzzeitgedächtnis
Finanzen	verdient schnell und gibt schnell aus	gibt Geld für bestimmte Ziele oder Projekte aus	will Geld und Eigentum behalten
Stärken	sensibel, begeisterungsfähig, kreativ	temperamentvoll, willensstark, beharrlich, entschlossen	zufrieden, sanft, anhänglich, gefühlvoll, ruhig
Schwächen	neigt zu Unentschlossenheit, Unbeständigkeit, Furcht und Nervosität	neigt zu Wut, Reizbarkeit, Kritik, Streitlust	neigt zu Trägheit
Motivation und Ehrgeiz	mittel, schwankend	hoch	gering
Selbstbewusstsein	schwankend	gut, hohes Durchsetzungsvermögen	gleichbleibend gut
Glauben	veränderlich, rebellisch	entschlossen, Neigung zu Fanatismus	beständig, konservativ
Schlaf	leicht, neigt zu Schlafstörungen	mäßig tief, wacht manchmal auf und schläft wieder ein	tief, wacht schwer auf
Träume	hektisch, unruhig, Albträume	bunt, leidenschaftlich, konfliktreich	romantisch, wenig Träume
Vorlieben	Schnelligkeit, Reisen, Spiele, Geschichten	Wettkampfsport, Debatten, Politik, Jagd, Forschung	Wasser, Blumen, kochen, faulenzen

Jede zutreffende Beschreibung ergibt einen Punkt. Nun brauchen Sie nur noch die Punkte in jeder Spalte zusammenzuzählen, um das Mischungsverhältnis Ihrer Doshas zu bestimmen.

Summe	Vata	Pitta	Kapha
	10	1	2

Selbstverständlich kann ein solcher Fragebogen-Test nicht so aussagekräftig sein wie die fachmännisch durchgeführte Diagnose einer Aryuveda-Ärztin oder eines -Arztes. Er liefert auch keine Schublade, in der Sie sich nun häuslich einrichten sollten. Der Weg nach innen ist ja ein Weg der Befreiung von äußeren Zuschreibungen, ein Weg, auf dem wir immer mehr ins Spüren, Wahrnehmen und Bewusstwerden kommen.

Haben Sie zum Beispiel viele Vata-Punkte gesammelt, dann sagen Sie sich: In diesem Moment erfahre ich viele innere und äußere Vata-Einflüsse. Hier und da kann ich die Stärken des Vata-Doshas sehr genießen. Aber mit dem Vata in jenem Bereich fühle ich mich nicht recht wohl. Da schaue ich mal, wie ich einen Ausgleich schaffen kann.

Betrachten Sie den Test daher als ein Mittel, Ihre Stärken zu erkennen und etwaigen Schwächen entgegenzuwirken, wenn ein Dosha im Übermaß vorhanden ist und eine Störung droht.

Störungen

Jedes Dosha neigt nämlich dazu, sich selbst zu erhöhen.

Zum Beispiel liebt das leichte, luftige Vata Reisen und neue Eindrücke. Es möchte immerzu aktiv und in Bewegung sein. Das aber verstärkt seine innere Unruhe und Nervosität, und es kommt leicht zu Schlafstörungen und Verdauungsbeschwerden. Außerdem erschöpft Vata sich leicht. Darum sehnt es sich oft nach dem, was seiner Natur fehlt: Ruhe, Stabilität und regelmäßige Gewohnheiten.

Das feurige Pitta dagegen liebt Wettkampf und Konkurrenz. Das stachelt seinen Ehrgeiz an und heizt sein inneres Feuer weiter auf, was im Übermaß zu Sodbrennen und Bluthochdruck führen kann. Auch hier kann es helfen, sich einmal gegen den Strich zu bürsten: fünf gerade sein lassen, Urlaub machen, ausspannen.

Das wiederum macht der Kapha-Typ gern zu oft. Er neigt dazu, die Tage und Wochen zu vertrödeln. Wirklich wohl fühlt er sich nicht dabei. Vor allem, wenn die Figur sich merklich rundet. Dann heißt es: in die Gänge kommen, sich bewegen.

Übrigens kann Übergewicht – eine Kapha-Störung – sich auch beim feurigen Pitta-Typ entwickeln. Zum Bespiel könnte er in der Hektik des Alltags zu viel essen und zu viel Alkohol trinken. Ist er zu ehrgeizig mit anderen Dingen beschäftigt, bleibt zudem keine Zeit für körperliche Bewegung, und dann tut der gut ausgeprägte Appetit das Übrige. Auch der grazile Vata-Typ kann Übergewicht entwickeln, wenn zum Beispiel das Essen „die Nerven beruhigen" soll oder es nicht richtig verdaut wird und Schlackenstoffe bildet.

Ob bei Ihnen eine Störung vorliegt, können Sie anhand der folgenden Tabelle ermitteln.

Störungen

	Vata-Störung	Pitta-Störung	Kapha-Störung
Gewicht	Untergewicht		Übergewicht
Appetit	schlecht oder schwankend	Heißhunger	viel Essen ohne Hunger
Stuhl	unregelmäßig, oft Verstopfung oder Blähungen	Durchfall	selten, schleimig
Haare	sehr dünn, spröde	vorzeitiger Haarausfall	sehr fettig
Haut	sehr trocken, rissig	nässende Ekzeme, Juckreiz, Rötungen	Juckreiz, sehr fettig
Gelenke	steif, evtl. Gelenkschmerzen	Gelenkentzündungen	Schwellungen und Flüssigkeit in den Gelenken
Sinnesorgane	überempfindlich	gerötete und/oder entzündete Augen	stumpf
Aktivität	im Übermaß, unruhig	verbissen, überehrgeizig	träge, kommt nicht in Schwung
Schlaf	kann nicht einschlafen, wacht oft auf	kann nicht durchschlafen, wilde Träume, Nachtschweiß	kann dauernd schlafen, kommt nicht in Schwung
Verhalten	fängt vieles an und bringt nichts zu Ende	verfolgt rücksichtslos seine Ziele	klebt an Routinen
Lebensweise	unsicher, kann keine Risiken eingehen	geht unnötige Risiken ein, z. B. bei Extremsportarten	phlegmatisch, liebt Essen und Nichtstun
Gefühlslage	nervös, unruhig, hektisch	perfektionistisch, aggressiv	müde, faul

Jede zutreffende Beschreibung ergibt einen Punkt. Zählen Sie nun die Punkte in jeder Spalte zusammen, um eventuelle Störungen zu bestimmen.

Summe	Vata	Pitta	Kapha
	/\/\	1	

Das Ergebnis:
0 Punkte: Herzlichen Glückwunsch. Ihr Gesundheitszustand ist ausgezeichnet.

0 – 2 Punkte in einer Spalte: Ihr Gesundheitszustand ist einigermaßen zufriedenstellend, aber nicht mehr optimal.

3 und mehr Punkte in einer Spalte: Bei Ihnen liegt eine Störung vor. Damit sie sich nicht zu einer Krankheit auswächst, sollten Sie sie so bald als möglich beheben. Am besten gehen Sie zuerst zu einem Arzt oder Heilpraktiker und unterstützen die Therapie dann durch einen Ausgleich der Doshas, wie er im nächsten Kapitel beschrieben wird. Sind mehrere Doshas gestört, dann beginnen Sie mit der Störung, die Sie am meisten beeinträchtigt.

Drei und mehr Punkte in mehreren Spalten: Gehen Sie zum Arzt und lassen Sie sich untersuchen und behandeln. Das gilt selbstverständlich auch, wenn die Störung sich bereits zu einer Krankheit entwickelt hat.

Doch egal, ob Sie Ihre Gesundheit pflegen oder eine Therapie unterstützen wollen: Hilfreich ist es allemal, die Doshas entsprechend der ayurvedischen Empfehlungen auszubalancieren. Wie, das erfahren Sie im nächsten Kapitel.

2. Leben in der Balance

Der Gärtnerlehrling war schockiert. Da hatte er alles, aber auch wirklich alles für sein Pflänzchen getan: Er hatte es – gemäß der Pflege-Anleitung – in den Halbschatten gesetzt, in fette, fruchtbare Erde. Er hatte es gedüngt und fleißig gegossen. Trotzdem wurde die Pflanze gelb und ging schließlich ein. Was hatte er bloß falsch gemacht?

Nun, er hatte die Pflege-Anleitungen vertauscht – das Pflänzchen war ein Kaktus.

Wenn Sie jetzt schmunzeln, ist Ihnen – wie den meisten Menschen – sonnenklar, dass jede Pflanze ihre ganz individuelle Pflege braucht. Wenn es aber um Menschen geht, dann glauben wir oft, sie müssten immer und unter allen Bedingungen „funktionieren". Und dann wundern wir uns, wenn wir uns nicht wohlfühlen.

Darum wollen wir nun einmal schauen, unter welchen äußeren Bedingungen die einzelnen Doshas am besten gedeihen und welche Ernährung und Bewegungsformen ihnen gut bekommen. Auch durch eine kluge Wahl der Lebensumstände können wir unsere Doshas ins Gleichgewicht bringen.

Beruf und Lebensumstände

Das zarte, sensible Vata findet sich häufig in künstlerischen und anderen Berufen, in denen es seine Stärken ausleben kann: seine Kreativität und Feinsinnigkeit, seine Abenteuerlust und Begeisterung für alles Neue. Allerdings sollte Vata darauf achten, nicht in hektische Unruhe zu verfallen und sich nicht zu überfordern, da es nicht so belastbar ist. Regelmäßige Pausen tun ihm ebenso gut wie ein äußerer Rahmen der Ruhe und Beständigkeit.

Auch das feurige Pitta geht gern neue Wege, ist aber praktischer veranlagt: Pitta baut keine Luftschlösser. Findet es aber eine sinnvolle Aufgabe, dann gibt der Pitta-Typ Volldampf und hat meist auch Erfolg, zum Beispiel im Sport oder bei körperlicher Arbeit, aber auch als Unternehmer/in oder Führungskraft, denn zu seinen Stärken zählen Mut und Zielstrebigkeit, Unternehmungslust und ein selbstbewusstes, überzeugendes Auftreten. Doch auch seine hohe körperliche und emotionale Energie ist nicht unerschöpflich, zumal Pitta – angetrieben durch seinen Ehrgeiz – manchmal Raubbau treibt an seinem Körper. Darum tut es Pitta-Menschen gut, sich den Geist spielerischer Leichtigkeit zu bewahren.

Etwas mehr Leichtigkeit kann auch Kapha gut vertragen. Es kommt nur schwer in Gang und muss sich immer wieder antreiben, sonst verfällt es in Lethargie und dumpfe Trägheit, was ihm gar nicht bekommt. Ihm kann es helfen, sich „äußere Antreiber" zu suchen: eine/n Chef/in, Trainer/in und/oder Lebenspartner/in. Hier kann Kapha auch seine Stärken leben: seine Zuverlässigkeit und Treue, sein gutes Gedächtnis und seine Fähigkeit, strukturiert zu arbeiten. Außerdem kann Kapha durch seine sanfte, freundliche Wesensart gut für ein entspanntes zwischenmenschliches Klima sorgen.

Durch das Wissen um diese Zusammenhänge können wir immer mehr ins Spüren, Beobachten und Wahrnehmen kommen. Dann werden wir auch erkennen, wenn ein Dosha überhand zu nehmen droht, und entsprechend gegensteuern, bei zu viel Vata oder Pitta zum Beispiel durch mehr Ruhe und Entspannung, bei zu viel Kapha durch mehr Aktivität und Bewegung.

Der Zeitgeist

Allerdings ist unsere Zeit allgemein durch sehr viel Vata geprägt, durch Hektik, Stress und Unruhe. Die zunehmende Mobilität, das Fernsehen und die elektronischen Medien erhöhen ebenfalls das Vata-Dosha. Auch Pitta-Einflüssen sind wir überreichlich ausgesetzt, zum Beispiel durch Leistungsdruck, Konkurrenzkampf und die Herausforderungen des Familienlebens. Darum brauchen die meisten Menschen einen Ausgleich; sie brauchen Entspannung.

Wenn Sie also kaum noch zur Ruhe kommen oder sich ständig unter Druck fühlen, ist es ratsam, eine Entspannungs-Methode zu erlernen. Sind Sie eher visuell veranlagt, dann entspannen Sie sich am besten durch innere oder äußere Bilder der Ruhe. Ist das Hören Ihr bevorzugter Sinneskanal, dann kann Entspannungsmusik Ihnen helfen oder auch die verbalen Anweisungen, wie sie beim Autogenen Training gegeben werden. Ist Ihr Körpersinn sehr ausgeprägt, dann gönnen Sie sich regelmäßig, den Körper durchzuspüren oder die progressive Muskelentspannung nach Jacobson zu machen.

Nun sind die meisten Menschen Mischtypen, die mit einer Kombination verschiedener Methoden am besten entspannen können. So mache ich es auch in meinen Yoga-Stunden und auf meinen Entspannungs-CDs, damit alle Typen schöne Ferien machen können auf ihrer ganz privaten Ruhe-Insel.

Doch nicht nur der – heutzutage sehr vata- und pittareiche – Zeitgeist gehört zu den äußeren Einflüssen, sondern auch das Wetter, das auf die einzelnen Doshas verschieden wirkt.

Klima, Jahres- und Lebenszeiten

Vata fröstelt leicht und liebt darum die Wärme, während Wind und Kälte dieses Dosha übermäßig vermehren können. Bei Pitta dagegen sind es heiße Sommertage, die sein Dosha zu sehr anheizen können: Pitta-Menschen bekommen dann leicht einen roten Kopf und reagieren gereizt. Sie gedeihen besser bei kühlen Temperaturen. Kapha kann sich bei feuchtem Wetter schwer und dumpf fühlen, reagiert insgesamt aber wenig sensibel auf die Witterung, da es über eine starke Konstitution verfügt.

Nun korrelieren die Doshas nicht nur mit den Jahres-, sondern auch mit den Lebenszeiten. So haben Kinder viel Kapha – Feuchtigkeit – im Körper: die Nase läuft, die Gelenke sind gut geschmiert und die Haut ist frisch und saftig. Im Sommer des Lebens regiert das heiße Pitta: Dann stehen die Menschen in der Blüte ihrer Kraft und verwirklichen tatkräftig ihre Lebenspläne. Im Herbst des Lebens wird Vata stärker: Die meisten Menschen werden dann sensibler, sind nicht mehr so belastbar und sehnen sich nach Ruhe und Wärme. Der Körper wird trockener, insbesondere die Gelenke, Haut und Schleimhäute. Frösteln und gestörter Nachtschlaf sind ebenfalls Vata-Symptome.

Nun können wir unser Lebensalter nicht verändern und haben – wenn wir nicht ins Ausland gehen wollen – auch keinen Einfluss auf das Klima bzw. das Wetter. Doch meist reicht es, um diese Zusammenhänge zu wissen. Dann können wir unsere Doshas zum Beispiel auch durch gezielte Körperübungen wieder ins Gleichgewicht bringen. (Zu den Yoga-Übungen kommen wir im nächsten Kapitel.)

Bewegung

Das leichte und grazile Vata mag Sportarten wie Langlauf oder Ballett, die dieses Dosha allerdings erhöhen können. Hier kann der entsprechende Ausgleich geschaffen werden durch den Aufbau von Kraft und Ausdauer, zum

Beispiel durch Walking, Radfahren oder moderates Krafttraining. Wenn der Körper in späteren Jahren zur Steifheit neigt, empfehlen sich Dehnübungen. Außerdem sollte Vata ganz besonders auf die nötigen Ruhe- und Regenerationsphasen achten.

Pitta-Typen setzen gern ihre Muskelkraft ein und/oder suchen das Risiko, zum Beispiel beim Klettern, Rafting oder Paragliding, wodurch dieses Dosha sich allerdings erhöht. Ayurveda empfiehlt als Ausgleich ein ausgewogenes Training von Beweglichkeit, Kraft und Ausdauer im niedrigen Belastungsbereich, zum Beispiel Laufen, Schwimmen oder Walking. Wichtig ist vor allem das sanfte Üben: kein verbissener Ehrgeiz, keine Überforderung.

Kapha-Typen brauchen sich nicht zurückzuhalten. Ganz im Gegenteil sollten sie ausgiebig trainieren, vor allem Beweglichkeit, Ausdauer und Schnelligkeit. Günstig sind intensives Radfahren, Laufen und Krafttraining bei niedrigen Gewichten und hohen Wiederholungsraten. Förderlich sind auch Group-Fitness oder Mannschaftssportarten, denn der Kapha-Typ fühlt sich in Gemeinschaft wohl und kann sich von anderen gut für ein gesundes Bewegungsverhalten begeistern lassen.

Neben der Bewegung hat auch die Ernährung großen Einfluss auf unsere Gesundheit.

Ernährung

Im Ayurveda kennt man drei mögliche Ursachen von Krankheiten:

- Das Gleichgewicht der Doshas ist gestört. Das können wir wieder in die Balance bringen durch eine kluge Wahl der Ernährung, der Bewegung und der Lebensumstände.
- Der Körper bekommt zu wenig hochwertige Nährstoffe, um Immunkraft aufzubauen. Hier können wir die geeignete Nahrung zu uns nehmen.
- Die Nahrung wird schlecht verdaut. Dann verstopfen Gift- und Abfallstoffe die Kanäle, sodass Organe und Gewebe nicht mehr ausreichend gereinigt und ernährt werden. Hier können Reinigungskuren und bestimmte Asanas Abhilfe schaffen. Oder wir sorgen dafür, dass erst gar keine Giftstoffe entstehen. Das bedeutet: Wir bevorzugen eine Nahrung, die wir gut vertragen und verdauen können.

Wie Sie sehen, spielt bei allen drei Punkten die Nahrung eine große Rolle. Die aber wirkt verschieden auf die einzelnen Doshas.

Appetit, Stoffwechsel und Verdauung sind beim unruhigen Vata oft unregelmäßig. Darum tun regelmäßige, nahrhafte Mahlzeiten ihm sehr gut. Am besten warm oder heiß, das vertreibt die innere Kälte. Im Winter wirkt das besonders wohltuend. Empfohlen werden Eier, Milch- und Vollkornprodukte, Samenkörner, Nüsse und Wurzelgemüse mit milden Gewürzen. Rohkost und kaltes Wasser meidet Vata besser, ebenso wie blähende Speisen, die Vata nur schwer verdauen kann.

Pitta hat keine Probleme mit der Verdauung und verträgt darum auch Rohkost und kalte Speisen, vor allem im Sommer. Empfohlen werden außerdem Reis und Hülsenfrüchte, leichte Fette und wenig Gewürze. Der Pitta-Typ sollte genügend trinken, weil er viel schwitzt, und ausreichend essen wegen der hohen Stoffwechselrate. Hier können kohlehydratreiche Zwischenmahlzeiten angeraten sein. Meiden sollte Pitta alles, was es überhitzen könnte, zum Beispiel blutige Steaks und Alkohol, fettige Speisen und scharfe Gewürze.

Kapha gedeiht am besten bei leichten, warmen und kräftig gewürzten Mahlzeiten, zum Beispiel gedünstetem Gemüse. Fasten und Dinner-Canceling können ihm guttun. Meiden sollte Kapha Süßigkeiten und kalte Getränke sowie schwere und fette Speisen. Auch zu viel Rohkost bekommen ihm nicht, da seine Verdauungskraft nicht sehr stark ist.

Da Störungen und äußere Einflüsse die Konstitution überlagern, empfiehlt es sich, ein Gefühl für die Doshas im Körper zu entwickeln und den momentanen Zustand zu beachten. Dann frage ich mich zum Beispiel: Reagiert meine Verdauung empfindlich und/oder habe ich ständig kalte Füße und Hände? Dann ist Vata-Essen angeraten. Ist mir ständig heiß? Dann brauche ich kühlende Speisen – wie der Pitta-Typ. Habe ich Übergewicht? Dann esse ich nach den Empfehlungen für das Kapha-Dosha.

Nach dem Essen frage ich mich: Liegt mir das Essen schwer im Magen? Bekomme ich Pickel, Sodbrennen oder Blähungen davon? Dann sollte ich etwas ändern. Oder fühle ich mich leicht und voller Energie? Dann habe ich gut gegessen.

Was am besten bekommt, ändert sich also von Zeit zu Zeit und von Mensch zu Mensch, je nach dem aktuellen Mischungsverhältnis der Doshas. Allerdings gibt es im Ayurveda auch generelle Empfehlungen, die sich auf die drei so genannten Gunas beziehen.

Die drei Gunas

Die Doshas, mit denen wir uns bisher befasst haben, sind weder gut noch schlecht. Genau wie der elektrische Strom in der Lampe. Wenn sie im Dunkeln leuchtet, finde ich den Strom gut. Nicht aber, wenn ich gerade in eine defekte Fassung gegriffen habe. Auch Wasser ist nicht schlecht – in der Badewanne. Nur nicht im Übermaß. Dann kann ich zum Ausgleich den Stöpsel ziehen.

Es geht also nicht darum, mit seinen natürlichen Anlagen ständig auf Kriegsfuß zu wandeln. Vielmehr sollten wir sie in vernünftigen Grenzen zum Ausdruck bringen und bei Störungen einen Ausgleich schaffen.

Wir können aber noch ein Übriges tun: Wir können die Bio-Energien auf eine höhere Qualitätsstufe heben. Dann kommen ihre Stärken gut zum Ausdruck und die Schwächen machen sich nicht mehr bemerkbar.

Im Ayurveda werden drei Grundqualitäten – oder Gunas – beschrieben: Sattwa, Rajas und Tamas.

- Sattwa bezeichnet die ursprüngliche Natur im Gleichgewicht und ist gekennzeichnet durch Klarheit, Frieden und Harmonie.
- Ist eine Erscheinungsform des Lebens aktiviert oder erregt, befindet sie sich in einem rajasigen Zustand. Rajas kann sich in zwei Richtungen entwickeln: Entweder kommt es durch seine Aktivität wieder ins Gleichgewicht, also in einen sattwigen Zustand. Oder es erschöpft seine Energien, sodass es ins Tamas fällt.
- Tamas ist gekennzeichnet durch Lethargie und Stumpfheit, Negativität bis hin zur Destruktivität. Aus einem tamasigen Zustand können wir nicht direkt wieder in einen sattwigen gelangen. Vielmehr müssen wir zuerst aktiv – rajasig – werden.

Auch die Nahrung wird anhand der drei Gunas klassifiziert.

Sattwige Nahrung ist hochwertig und leicht verdaulich, spendet Energie und macht den Geist klar und friedlich. Zu den sattwigen Nahrungsmitteln gehören Gemüse und Salate, Hülsenfrüchte und Getreide, frisches Obst, Milch und Milchprodukte, vorausgesetzt, das jeweilige Nahrungsmittel wird gut vertragen und verdaut. Aufschluss darüber gibt uns das Gefühl für die Doshas in unserem Körper und das Körpergefühl nach der Mahlzeit. Zum sattwigen Essen gehört es auch, langsam und bewusst zu essen, genau hinzuschmecken und das Essen voll auszukosten.

Rajasige Nahrung wirkt erregend, wie zum Beispiel scharfe Gewürze, weißer Zucker und Weißmehlprodukte, Kaffee und schwarzer Tee. Rajasig ist es auch, das Essen hinunterzuschlingen.

Tamasige Nahrung wirkt dämpfend und beschwerend. Zu den tamasigen Nahrungsmitteln zählen zum Beispiel unreife oder faule Früchte, Konserven, Tiefkühlkost, Fleisch und alles, was zerkocht oder zu oft aufgewärmt wurde. Auch zu viel essen gilt als tamasig.

Nun lauten die Empfehlungen: sattwige Nahrung zu bevorzugen, rajasige einzuschränken und tamasige so weit als möglich zu meiden. Beim Fleischverzehr ist zudem das yogische Prinzip des Ahimsa zu beachten. Es empfiehlt, keinen Wesen Schmerz zuzufügen.

Wie streng Sie die Empfehlungen für sich auslegen, bleibt selbstverständlich Ihnen überlassen. Rajasige Nahrung wirkt ja auch belebend, und nicht jeder hat immer die Zeit für Energie erweckende Atemübungen, wenn sie gerade nötig wären. Fleisch macht auch dickhäutiger, was wünschenswert sein kann, wenn jemand in einer lärm- und stressreichen Umgebung leben muss. Bio-Fleisch, gelegentlich und dankbar genossen, halten manche Yogis oder Yoginis darum unter gewissen Umständen für tolerabel.

Nun können nicht nur Nahrungsmittel, sondern auch unsere Doshas – die Bio-Energien – anhand der Gunas beschrieben werden. Allgemein bringt Sattwa die guten Eigenschaften eines Doshas zum Vorschein, Rajas die leidenschaftlichen und Tamas die trägen oder destruktiven.

Betrachten wir das einmal am Beispiel des feurigen Pitta-Temperaments: Der sattwige Pitta-Mensch setzt sich voller Begeisterung für eine gute Sache ein und übt dabei auch Karma-Yoga. Das heißt, er hängt nicht an den Früchten seiner Taten. Er muss auch nicht immer gewinnen, wie der rajasige Pitta-Typ, während der tamasige dafür sogar über Leichen geht. Oder er setzt seine Energie von vornherein zu destruktiven Zwecken ein.

Wir haben nun erfahren, wie wir die Doshas ausbalancieren können, um in Einklang mit unserer inneren Natur und den äußeren Einflüssen zu leben. Außerdem wissen Sie nun, dass alle Erscheinungen sich in verschiedenen Qualitäts-Zuständen befinden können, den so genannten Gunas. Dieses Wissen wollen wir im nächsten Kapitel auf die Yoga-Asanas anwenden, damit wir auch durch sie unsere Doshas ausbalancieren und in einen sattwigen Zustand kommen können.

3. Yoga-Asanas maßgeschneidert

Westliche Ärzte empfehlen immer häufiger Yoga zur Gesundheitspflege oder als unterstützende Maßnahme bei einer Therapie. Auch Ayurveda-Ärzte „verordnen" gern Asanas, denn die körperlichen Yoga-Übungen tun allen Doshas gut: Sie aktivieren das träge Kapha, kühlen das feurige Pitta und beruhigen das nervöse Vata. Voraussetzung dafür ist allerdings das typgerechte Üben, das zudem sattwig und gesund sein sollte. Wie das aussieht, wollen wir nun untersuchen. Außerdem erhalten Sie einen Überblick über die wichtigsten Yoga-Schulen, damit Sie leichter etwas finden, das zu Ihrem körperlichen Glück beiträgt.

Die Gesundheit fördern

Zahlreiche Studien bestätigen die heilsamen Wirkungen von Hatha Yoga. Da Stress hierzulande die meisten Krankheiten verursacht oder mitverursacht, fördert Yoga die Gesundheit vor allem durch seine Stress reduzierende Wirkung, zum Beispiel durch beruhigende Atemübungen, die Tiefenentspannung und das bewusste, langsame Üben.

Auch als Körpertraining werden die Yoga-Übungen sehr geschätzt, da sie den Körper jung und gesund erhalten und alle körperlichen Fähigkeiten entfalten, nämlich Ausdauer und Kraft, Flexibilität und das Gleichgewichtsvermögen, welches durch Yoga-Standpositionen auf einem Bein entwickelt werden kann. Diese bieten eine gute Sturz-Prophylaxe und geben – auch psychisch – das Gefühl der Standfestigkeit.

Nun empfehlen Sportwissenschaftler/innen eine bestimmte Struktur für die Gesundheitsgymnastik: zuerst aufwärmen, dann kräftigen und dehnen, zuletzt entspannen. Diese Struktur kann durch eine geeignete Auswahl der Yoga-Übungen leicht eingehalten werden.

Aufgewärmt wird in vielen Yoga-Stunden durch den so genannten Sonnengruß, eine dynamische, im Fluss des Atems ausgeführte Bewegungsfolge, bei der alle Gelenke bewegt und durchsaftet werden. Durch die Vor- und Rückbeugen werden zudem die Bandscheiben ausgedrückt und mit neuer Nährflüssigkeit gefüllt. Da sie über keine eigene Blutversorgung verfügen, können sie nur auf diese Weise genährt und gesund erhalten werden. Außerdem ermöglicht der Sonnengruß ein moderates Ausdauer- bzw. Herz-Kreislauf-Training, wenn er genügend lange und nicht zu langsam ausgeführt wird.

Darauf folgen Yoga-Übungen, die vor allem die Muskulatur des Rumpfes kräftigen. Das schützt und stützt die Wirbelsäule und beugt Rückenschmerzen vor. Außerdem beseitigen die Übungen muskuläre Dysbalancen, die durch unsere sitzende Lebensweise entstehen können. Das bedeutet: Die Muskeln an Bauch, Gesäß und oberem Rücken neigen dazu, schwächer zu werden, und sollten darum – zum Beispiel durch geeignete Yoga-Übungen –gekräftigt werden.

Andere Muskeln wiederum neigen infolge einer sitzenden Lebensweise zur Verkürzung, und zwar die Muskeln von Brust, unterem Rücken und Bein-Rückseiten sowie der Hüftbeuger, welcher Rumpf und Oberschenkel-Vorderseite verbindet. Diese Muskelgruppen können durch geeignete Yoga-Übungen gezielt gedehnt werden. Das wirkt auch gut gegen Verspannungen, löst Blockaden und massiert die inneren Organe, was sie gesund erhält.

Beim Üben sollten körperliche Einschränkungen berücksichtigt werden. So ist zum Beispiel bei Bandscheibenvorfällen oder -vorwölbungen von gedrehten oder intensiven Vorbeugen abzuraten, während aktive Rückbeugen zur Rekonvaleszenz beitragen können, zum Beispiel die schiefe Ebene, die Heuschrecke oder die Kobra, wenn hierbei wenig Gewicht auf die Arme und Hände gegeben wird. Ist hingegen der Ischias-Nerv gereizt, können Vorbeugen wohltuend wirken, während Überstreckungen des Rückens den Zustand oft verschlimmern. Auch der Kopfstand ist in vielen Fällen kontraindiziert. Vor allem in fortgeschrittenerem Alter und bei schwacher Schulter- und Armmuskulatur, die ja einen großen Teil des Körpergewichts halten sollte. Auch bei anderen Erkrankungen wie Bluthochdruck, grüner Star, Entzündungen usw. sind entsprechende Vorsichtsregeln zu beachten, damit Yoga zur Heilung beitragen kann.

Das Gute beim Yoga ist ja: Hier werden wir nicht zu Höchstleistungen angetrieben. Was der Körper hier und jetzt zulässt, ist vollkommen in Ordnung. Und weil wir langsam und bewusst üben, merken wir sofort, was uns guttut und was nicht. So entwickeln wir unser Körperbewusstsein und lernen, auf die Signale des Körpers zu achten und entsprechend zu üben. Darum gilt Hatha Yoga als ein hervorragendes Mittel zur Gesundheitspflege.

Typgerechtes Üben

Als ein solches wird er auch im Ayurveda betrachtet. Hier wird zudem die Konstitution berücksichtigt, denn die Medizin des einen ist Gift für den anderen.

Leider schmeckt auch Medizin nicht immer süß. Im Gegenteil. Manchmal müssen wir uns bei den Asanas sogar gegen den Strich bürsten, um langfristig mehr Glück im Körper zu erfahren. Schauen wir uns nun die Empfehlungen für die einzelnen Doshas an.

Der Vata-Typ neigt zu Kälte, Steifheit und Trockenheit. Sanfte Bewegungen können dem entgegenwirken: Sie befeuchten Bandscheiben und Gelenke, lindern Schmerzen und bringen Wärme in den Körper. Sehr wohltuend wirken darum langsame Sonnengrüße. Kraft und Ausdauer schenken sanfte, partielle Rückbeugen, bei denen zum Beispiel Oberkörper oder Beine in der Bauchlage durch die Kraft der Rückenmuskulatur angehoben werden. Drehungen im Sitzen massieren den Darm und können die unruhige Verdauung regulieren. Vorbeugen im Sitzen oder Stehen dehnen die Körperrückseite und schenken dem Vata-Typ die Ruhe, nach der er sich sehnt. Wohltuend wirken auch beruhigende Atemübungen und eine ausgiebige Entspannung. So ist die Entspannungslage auf dem Rücken die wichtigste Asana für dieses Dosha. Allgemein sollte Vata abrupte Bewegungen vermeiden und sich wegen seiner zarten Konstitution vor Überanstrengung hüten.

Pitta-Menschen können intensiver üben und wollen es auch. Sie schauen gern, wie weit die anderen in eine Stellung gehen und wie lange sie sie halten – und dann versuchen sie, alle zu toppen. Doch ein Übermaß an Ehrgeiz kann dieses Dosha aus dem Gleichgewicht bringen. Darum sollte der Sonnengruß in mittlerem Tempo ausgeführt werden. Rückbeugen sollte Pitta nicht zu lange halten, desgleichen Umkehrhaltungen, bei denen sich der Kopf unterhalb des Beckens befindet, wie zum Beispiel beim Schulterstand. Wohltuend wirken lang gehaltene Vorwärtsbeugen, da sie kühlen, beruhigen und den Blutdruck senken. Gleichgewichtsübungen sorgen für das innere Gleichgewicht und Drehungen im Sitzen reinigen die Leber, die durch Wut und Ärger leicht in Mitleidenschaft gezogen wird. Wichtig sind auch kühlende Atemübungen und eine ausgiebige Entspannung.

Nur wenig Entspannung braucht dagegen der kräftig gebaute Kapha-Typ.

Ganz im Gegenteil sollte er sich eher antreiben und so intensiv üben, dass er ins Schwitzen gerät. Schnelle Sonnengrüße wärmen ihn gut auf, fördern die Durchblutung und bringen den trägen Stoffwechsel in Gang. Um Kraft und Energie aufzubauen und die Verdauung zu stimulieren, sind anstrengende Positionen lange zu halten, also Rückbeugen und Umkehrhaltungen sowie Stand- und Gleichgewichtsübungen, soweit der körperliche Zustand diese zulassen. Erhitzende Atemübungen wie der Feueratem können ebenfalls sehr wohltuend wirken.

Diese Empfehlungen sollten Sie aber nicht davon abhalten, genau hinzuspüren, wie sich was anfühlt und wie es nachwirkt, um dann gegebenenfalls entsprechende Konsequenzen zu ziehen. Die meisten Menschen haben ja eine gemischte Konstitution. Diese wird zudem von äußeren Einflüssen überlagert. Schauen wir uns nun an, wie diese mit den Asanas wechselwirken.

Die äußeren Umstände beachten

Im vorigen Kapitel hatten wir gesehen, dass die verschiedenen Lebensalter von verschiedenen Doshas geprägt werden, die Jugend zum Beispiel von Kapha. Darum sollte sie gemäß den Empfehlungen für den Kapha-Typ zu intensivem Üben angeregt werden. Bei Kindern gelingt das, wenn der Unterricht Spaß macht und abenteuerlich ist. Menschen in mittleren Jahren haben viel Energie und wollen sie nutzen. Das ist auch gut so. Nur vor Überehrgeiz sollten sie sich hüten und durch kühlende und beruhigende Elemente einen Ausgleich schaffen. Im Herbst des Lebens, wenn das Vata-Dosha stärker wird, wollen die Menschen ihre Kräfte nicht aufzehren, sondern erhalten. Das heißt, sie bewegen sich sanft, dehnen sich gut und entspannen sich ausgiebig. Vitalisierend wirkt das Training der Beckenbodenmuskeln (Mula Bandha) und des Unterbauches (Uddhiyana Bandha), das in Kapitel III-3 beschrieben wird. Umkehrhaltungen können verjüngend wirken. Allerdings lassen Kraft und Flexibilität bei älteren Menschen in der Regel etwas nach. Doch das sagt nichts über die Qualität der Übung, denn meist spürt man mit zunehmendem Alter bewusster hin und nimmt viel mehr wahr. Außerdem öffnen sich viele Menschen gerade in dieser Zeit für die spirituelle Dimension des Yoga.

Kleine Unterschiede gibt es auch, wenn wir das Geschlecht berücksichtigen: Männer haben meist festere Muskeln und Sehnen und brauchen darum mehr Dehnung, Frauen in der Regel mehr Kräftigung.

Auch das Wetter und die Tageszeit spielen bei der Wahl der Übung eine Rolle.

Der Frühling und der Morgen ist Kapha-Zeit: Wir fühlen uns schwer und träge und wollen in Schwung kommen. Also gestalten wir die Yoga-Stunde nach den Empfehlungen für den Kapha-Typ: kraftvoll und dynamisch mit höchstens einer kurzen Entspannung. In der heißen Mittags- oder Sommerzeit wollen wir uns nicht überhitzen und üben gemäß den Empfehlungen für das Pitta-Dosha: moderat und kühlend. Nach einem anstrengenden Tag oder im Herbst und Winter sehnen wir uns nach Ruhe und befolgen die Richtlinien für das Vata-Dosha. Das heißt, wir bewegen uns sanft und gönnen uns eine ausgiebige Entspannung.

Entsprechende Empfehlungen gelten natürlich auch für verschiedene Klimata. Das erklärt, warum westlich orientierte Yoga-Schulen die Asanas selten auf traditionell indische Weise üben, wofür es sehr einleuchtende Gründe gibt. Hierzulande herrscht oft Vata-Wetter. Also brauchen wir sanfte Bewegungen, um Steifheit, Rückenschmerzen und Gelenkbeschwerden entgegenzuwirken. Statische Positionen – besonders die fordernden – werden hier meist nicht so lange gehalten wie im Ursprungsland und der Kopfstand wird seltener geübt. Außerdem brauchen wir mehr Entspannung, gerade in unseren hektischen Zeiten.

Unterschiede gibt es aber nicht nur bei den äußeren Bedingungen, sondern auch bei den Yoga-Übenden. In Indien war Yoga jahrhundertelang reine Männersache. Es ist noch gar nicht so lange her, als Krishnamacharya erstmalig auch Frauen unterrichtete, westliche Frauen. Das war ein Skandal! Außerdem wurden die Asanas in Indien vornehmlich in jungen Jahren geübt, das heißt fordernd und intensiv, also nach Kapha-Manier. Alles in allem sind die Unterschiede gravierend: Auf der einen Seite haben wir junge Männer unter tropischer Sonne in einer bewegungsfreudigen Kultur, auf der anderen Seite vor allem reifere Damen im nasskalten, bewegungsarmen Westen. Verständlicherweise müssen dermaßen verschiedene Menschen auf verschiedene Weisen üben, wenn sie gesund bleiben wollen.

Insgesamt spielen bei der Wahl der Übung also sehr viele Faktoren eine Rolle. Darum gilt es auch hier, ein Gefühl für die verschiedenen Dosha-Einflüsse zu entwickeln, wobei Ihnen der folgende Überblick helfen kann.

	Vata	Pitta	Kapha
Lebensalter	reif	erwachsen	jung
Tageszeit	Abend	Mittag	Morgen
Jahreszeit	Herbst und Winter	Sommer	Frühling
Wetter	Kälte, Wind	Hitze	Feuchtigkeit
geistiges Klima	Unruhe, Hektik	Leistungsdruck	Beschaulichkeit, Ruhe

Wenn Sie Ihre persönliche Konstitution und die äußeren Einflüsse beachten, können Sie durch eine geeignete Wahl der Übungen die Doshas ausgleichen, sodass Sie sich langfristig besser fühlen und in einen sattwigen Zustand kommen.

Sattwig üben

Im letzten Kapitel hatten wir bereits über die drei Gunas, die Grundqualitäten der Natur gesprochen: Tamas – schwer, dunkel, destruktiv; Rajas – aktiv, aufgeregt, aggressiv; Sattwa – klar, licht, leicht und in einem harmonischen Gleichgewicht, also der Zustand, in dem wir uns am wohlsten fühlen. Um ihn zu erreichen, empfiehlt es sich, auf eine bestimmte Weise zu üben und unsere Yoga-Stunden nach einer bestimmten Struktur zu gestalten.

Da Tamas in jedem Menschen am Werk ist und nur durch Rajas abgebaut werden kann, werden wir zunächst einmal aktiv. Zum Beispiel können wir vorher laufen, gehen oder Rad fahren, und/oder wir beginnen die Yoga-Stunde mit erwärmenden Atemübungen und flotten Sonnengrüßen. Es folgen Standpositionen und Umkehrhaltungen, Gleichgewichtsübungen und Rückbeugen, die ebenfalls Tamas abbauen.

Von der Aktivität – Rajas – können wir nun ins Sattwa kommen, zum Beispiel durch Vorbeugen und Drehungen. Diese können wir auch schon vorher im Wechsel mit den anderen Asanas üben, damit das Rajas nicht zu stark wird. Um es schließlich ganz abzubauen, dehnen und entspannen wir uns am Ende der Stunde.

Genau diese Reihenfolge wird ja auch von der modernen Sportwissenschaft empfohlen: aufwärmen, kräftigen, dehnen und entspannen, so lautete hier die Empfehlung (siehe „Die Gesundheit fördern" in diesem Kapitel).

Übrigens können wir aus dem sattwigen leicht in den tamasigen Zustand

„abstürzen". So erleben viele Menschen in einem Meditations-Retreat lang anhaltende sattwige Zustände, da vor allem die Meditation das Sattwa fördert. Doch danach oder auch zwischendurch können sie sich plötzlich deprimiert oder energielos fühlen. In solchen Fällen ist es gut zu wissen: Das ist ganz normal, und nach ein wenig Aktvität und Bewegung (Rajas) ist der sattwige Zustand wieder erreichbar.

Doch nicht nur die Struktur der Yoga-Stunde wird von den drei Gunas geprägt, sondern auch die Art des Übens und die innere Haltung.

Tamasig üben bedeutet: Man fängt erst gar nicht an oder schadet sich selbst, vor allem durch Unbewusstheit und Nicht-Hinspüren.

Auch auf rajasige Weise schädigen manche Menschen sich selbst, wenn sie zum Beispiel zu aggressiv und ehrgeizig üben.

Beim sattwigen Üben halten wir ein gesundes Gleichgewicht. Wir strengen uns typgerecht an. In Dehn-Positionen tasten wir uns behutsam an die Schmerzgrenze heran, ohne sie zu überschreiten. Dann warten wir geduldig, bis die Muskeln und Sehnen nach etwa dreißig Sekunden nachgeben, und gehen dann noch etwas tiefer in die Stellung, wenn der Körper es zulässt. Bei der Entspannung dösen wir nicht, sondern folgen mit wacher, entspannter Aufmerksamkeit der Anleitung. Kurzum: Wir pflegen unsere Gesundheit – nicht unser Ego – und fühlen uns klar, leicht und im Gleichgewicht.

Diesen Zustand können Sie auch durch bewusstes Hinspüren fördern.

Übung: Durch Spüren in einen sattwigen Zustand kommen

Spüren Sie den Körper durch. Nehmen Sie die verschiedenen Temperaturen wahr und die verschiedenen Gefühle von Lebendigkeit, Offenheit, Schwere usw..

Vielleicht gibt es einen Bereich, der sich nicht so gut anfühlt. Dann verweilen Sie dort mit einer wachen freundlichen Aufmerksamkeit. Schicken Sie Licht und Liebe dorthin. Fragen Sie, was dieser Bereich braucht, um sich besser zu fühlen.

Vielleicht gibt es im Körper auch einen Bereich, der sich besonders gut anfühlt. Dann verweilen Sie auch dort und genießen Sie, geben Sie dem Wohlbehagen Raum und erlauben Sie ihm, sich auszudehnen und immer heller und strahlender zu werden.

Ich hoffe, Ihnen ist nun ein wenig klarer geworden, wie Sie üben sollten. Nun widmen wir uns der Frage: Wo?

Yoga-Schulen

Hier im Westen gibt es eine schier unübersehbare Vielfalt von Yoga-Schulen. In den meisten wird Hatha Yoga geübt, also Asanas und Pranayama (Energiearbeit, meist durch Atemübungen), Entspannung und Meditation. Unterschiede ergeben sich bei den Schwerpunkten und dem Grad der Anpassung an den Westen.

Im Hinblick auf die Asanas bedeutet das: Je mehr eine Yoga-Schule unser Klima und unsere Lebensweise berücksichtigt, desto eher wird dort auch dynamisch geübt oder eine Position wird durch dynamische Übungen vorbereitet, denn die meisten Menschen hier brauchen wegen des Klimas und einer eher sitzenden Lebensweise ein Mindestmaß an Bewegung, wenn sie ihren Körper gesund erhalten wollen. Doch auch statische Positionen haben ihren Wert. Dieser liegt vor allem auf den energetischen, geistigen und spirituellen Ebenen, wie wir später noch sehen werden.

Betrachten wir nun die am weitesten verbreiteten Yoga-Stile unter den Aspekten des Schwerpunktes und der Anpassung an den Westen.

Besonders körperorientiert sind Iyengar und Ashtanga, Power und Vini Yoga.

Der von B. K. S. Iyengar begründete Yoga-Stil ist weltweit verbreitet und legt großen Wert auf exakt ausgeführte Asanas. Darum werden bei Bedarf Gurte, Klötze und Kissen zu Hilfe genommen. Dieser traditionell indische Stil eignet sich nicht für Anfänger/innen und Menschen mit Rücken- oder Knieproblemen. Dasselbe gilt für Ashtanga Yoga, der von Pattabhi Jois begründet wurde und vor allem in den USA, zunehmend auch in Deutschland verbreitet ist. Die körperlich sehr anspruchsvollen Übungsreihen werden dynamisch ausgeführt, das heißt, die einzelnen Positionen werden nicht sehr lange gehalten und durch Teile des Sonnengrußes miteinander verbunden. Beim Power Yoga und anderen modernen Yoga-Schulen aus den USA übt man nach denselben Prinzipien. Doch werden hier die traditionellen Übungsreihen abgewandelt und meist weniger fordernd geübt. Noch mehr Rücksicht auf die Grenzen und Möglichkeiten der Übenden nimmt der Vini Yoga nach Sri Krishnamacharya und seinem Sohn Desikachar, der in Europa und den

USA verbreitet ist. Er eignet sich auch für Menschen mit gesundheitlichen Problemen. Nicht selten wird in dieser Tradition therapeutisch ausgerichteter Einzelunterricht gegeben. Der Begriff Vini Yoga bezeichnet auch allgemein das Prinzip, sich eine Übung schrittweise zu erarbeiten und dabei die besonderen Möglichkeiten des Übenden zu berücksichtigen.

In den bisher genannten Yoga-Schulen wird in erster Linie auf der körperlichen Ebene geübt. Ganzheitlicher ausgerichtet sind Sivananda und Kundalini Yoga sowie der Yoga der Energie.

Die von Swami Sivananda begründete Tradition ist weltweit sehr verbreitet. Der Arzt und Yoga-Meister entwickelte die sogenannte Rishikesh-Reihe, eine bestimmte Reihenfolge von klassischen Asanas. Gelehrt werden außerdem Tiefenentspannung und intensive Atemübungen, Meditation und positives Denken, Ernährungslehre und ein breites Spektrum der indischen Philosophie. Sivananda Yoga eignet sich für körperlich und seelisch gesunde Menschen, die sich mit den indischen Lehren befassen möchten. Auf der religiösen Tradition der Sikhs beruht der Kundalini Yoga nach Yogi Bhajan. Hier finden wir auch schnelle, dynamische Bewegungen, die minutenlang ausgeführt werden, zum Teil verbunden mit Mantrensingen und intensiven Atemübungen. Auch beim Yoga der Energie nach Lucien Ferrer und Roger Clerc werden Mantren gesungen. Allerdings ist dieser Yoga mehr an die westliche Mentalität angepasst. Mit einbezogen werden auch Atmung, Konzentration und Meditation, Visualisierungen und das Studium der klassischen Yoga-Texte. Verbreitet ist dieser Yoga-Stil vor allem in Frankreich, zunehmend auch in Deutschland, und er eignet sich für Anfänger und Fortgeschrittene jeden Alters.

Während bei den bisher beschriebenen Yoga-Schulen das körperliche Üben zumindest einen wichtigen Schwerpunkt bildet, stehen beim Kriya und beim Integralen Yoga die Meditation und die spirituelle Entwicklung im Vordergrund.

Yogananda war der bekannteste Vertreter des weltweit verbreiteten Kriya Yoga. Diese Tradition legt größten Wert auf Meditation und geistige Schulung, vermittelt aber auch Körper- und Atemübungen, während beim Integralen Yoga nach Sri Aurobindo Körper und Geist vor allem durch die Verbindung mit dem Übergeist – dem Supramentalen – transformiert werden. Beide Traditionen eignen sich für Menschen, die einen spirituellen Weg suchen.

Selbstverständlich können wir die spirituelle Dimension auch in den Asanas und in unserer Körperlichkeit entdecken. Wir können hier und jetzt die allem zugrundeliegende Einheit von Energie/Materie (Shakti) und höchstem Bewusstsein (Shiva) erfahren und zum Ausdruck bringen, wie Sie im nächsten Kapitel sehen werden.

4. Die spirituelle Dimension des Körpers

Menschen, so heißt es oft, sind spirituelle Wesen, die eine körperliche Erfahrung machen.

Darum wird der Körper auf allen Yoga-Wegen mit einbezogen, zum Beispiel durch eine bestimmte Meditationshaltung beim Jnana und Raja Yoga, durch Handlungen nach den Prinzipien des Karma Yoga oder durch bhaktische Rituale, Gesänge und Gebete.

Mit der größten Sorgfalt und Wertschätzung behandeln Hatha Yogis und Yoginis ihren Körper, denn sie streben nach der Erfahrung der Einheit von Shiva und Shakti, höchstem Bewusstsein und Energie/Materie. Das erinnert an den Prolog des Johannesevangeliums, in dem es heißt: „Und das Wort ist Fleisch geworden." (Joh. 1, 14) Auch die Idee des Körpers als Tempel der Seele ist uns vertraut. Darum verwundert es nicht, dass hierzulande gerade die Hatha-Yoga-Asanas so begeistert geübt werden. Sie dienen als Gesten und Werkzeuge auf dem spirituellen Weg und können uns für die spirituelle Tiefendimension öffnen.

Hier und Jetzt

Normalerweise gibt es in Sportvereinen und Volkshochschulen, Fitnessstudios und Erwachsenenbildungsstätten wenig Raum für die Spiritualität des Yoga. Entweder besteht wenig Interesse daran oder die Lehrenden erhalten die Auflage, weltanschaulich neutral zu arbeiten. Dennoch gelingt es ihnen meist, die Spiritualität „hineinzuschmuggeln". Dann nämlich, wenn sie ihre Schüler/innen immer wieder dazu ermutigen, genau hinzuspüren und darauf zu achten, was der Geist gerade macht – ob er spazieren geht, vor sich hindöst oder mit freundlicher wacher Aufmerksamkeit beobachtet, was hier und jetzt geschieht. Und genau darauf kommt es an.

Dem Göttlichen können wir ja nur an einem einzigen Ort begegnen: hier. Und nur zu einer einzigen Zeit: jetzt. Doch leider wandert der Geist oft in andere Zeiten und andere Räume oder verfällt in Unbewusstheit. Darum gibt es in den meisten spirituellen Traditionen eine Vielzahl von Übungen, die uns ins Hier und Jetzt bringen, vor allem die Meditation. Doch auch Asanas können dazu beitragen.

In ihnen konzentrieren wir uns auf körperliche Empfindungen, und die sind immer hier und immer jetzt: das Dehngefühl, die muskuläre Anspannung, die Atembewegung, die Berührung mit dem Boden usw.. Gerade in statischen Positionen haben wir genügend Zeit und Muße, genau hinzuspüren und den ganzen Körper mit unserem Bewusstsein zu durchdringen. Außerdem kann durch die körperliche Ruhe auch der Geist still werden, und dann kann das Göttliche uns berühren. Vorausgesetzt, wir können wach und entspannt in der Position verweilen.

Die in den Yoga-Stunden erlernte Haltung können wir dann mit in den Alltag nehmen und immer mal wieder innehalten und bewusst wahrnehmen, was hier und jetzt geschieht. Bewusstes Hören und Sehen, Spüren, Riechen und Schmecken – auch das ist Yoga, denn Yoga heißt Einheit, zum Beispiel von Körper und Geist. In diesem Sinne kann sogar das Essen zu einer Yoga-Übung werden, gemäß dem § 72 der Vijnana Bhairava, einer der wichtigsten tantrischen Schriften.

Übung: Yoga-Mahlzeit

Spüren Sie in den Körper hinein und fragen Sie ihn, was ihm jetzt gut-tun würde.

Beschaffen Sie sich diese Mahlzeit, setzen Sie sich zu Tisch und nehmen Sie bewusst wahr, was auf Ihrem Teller liegt. Wie sieht es aus? Wie riecht es?

Öffnen Sie Ihr Herz und danken Sie allen Wesen, die zu dieser Mahlzeit beigetragen haben: den Pflanzen, Bauern und Händlern, den Köchen und denen, die das Rezept kreiert und verbreitet haben. Danken Sie auch der Sonne und dem Regen, der Erde und den Winden, die die Pflanzen haben wachsen und gedeihen lassen.

Nehmen Sie nun den ersten Bissen und kauen Sie langsam und bewusst. Wie schmeckt das Essen? Wie fühlt es sich an im Mund? Welche Ge-räusche macht das Kauen?

Wenn das Essen allen Geschmack verloren hat, haben Sie seine Lebens-energie – das Prana – vollständig aufgenommen. Dann können Sie den Bissen hinunterschlucken und den nächsten nehmen.

Halten Sie immer wieder inne und spüren Sie nach, wie Sie sich fühlen.

Wenn Sie wirklich gut gegessen haben, werden Sie sich nachher leicht fühlen und voller Energie. Verweilen Sie mit der Aufmerksamkeit bei diesem Gefühl und geben Sie ihm Raum. Lassen Sie es wachsen. Lösen Sie sich von dem zeitlichen und bedingten Anlass der Freude und tauchen Sie hinab bis auf den Grund absoluter Glückseligkeit.

Nicht nur das Essen eröffnet einen Zugang zum absoluten Glück, sondern auch Musik, ein schöner Anblick oder Körperübungen, egal welche. So können wir auch auf yogische Weise schwimmen, nordic-walken oder Rad fahren, wenn wir nur darauf achten, wach und bewusst im Hier und Jetzt zu verweilen. Gerade diese Anweisung wird in Yoga-Stunden oft gegeben. Darum lädt sie besonders dazu ein, das Glück im Körper zu entdecken.

Mir scheint, genau das hält die Menschen beim Yoga. Sie mögen damit anfangen, weil sie neugierig geworden sind oder was für die Gesundheit tun wollen. Dabei bleiben werden sie aber nur, wenn es ihnen Freude macht. Natürlich tragen gute Yogalehrer/innen nach Kräften dazu bei, indem sie zum Beispiel vorher meditieren und ihr Energie-Niveau erhöhen, die Übungen geschickt auswählen und in der Stunde eine heitere und herzliche Atmosphäre schaffen usw.. Doch die Teilnehmer/innen sind es, die den Löwenanteil zu ihrem Glück beitragen, wenn sie mit ganzem Herzen bei der Sache sind. Dann tun die Asanas ein Übriges und eröffnen einen Zugang zum absoluten Glück.

Zudem wirken sie sehr heilsam auf den relativen Ebenen von Körper, Energie und Geist und machen sie auf diese Weise transparenter für das Glück im Innern.

Asanas als Werkzeuge

Ihren Wert für die körperliche Gesundheit hatten wir ja bereits herausgestellt. Zwar können Menschen das ihnen innewohnende Glück auch unter den schwierigsten Bedingungen finden. Doch gelingt das leichter, wenn es uns wohl ergeht. Außerdem können wir unser Glück dann leichter mit anderen teilen. Es spricht also alles dafür, mit Hilfe von Asanas die Gesundheit zu pflegen.

Positiv wirken diese auch auf die Lebensenergie: Das intensive Dehnen, Beugen und Strecken reinigt die Energiekanäle und aktiviert die Energiezentren. Das unterstützt die Energiearbeit, mit der wir uns im nächsten Teil befassen werden.

Asanas wirken auch heilsam auf den Geist: Sie heben die Stimmung, öffnen das Herz und schenken Mut und Selbstvertrauen, Gelassenheit und innere Ruhe. Sie können sogar dazu beitragen, traumatische Erfahrungen zu verarbeiten und unglückselige Muster aufzulösen, da diese im Körper gleichsam eingraviert sind.

Asanas sind außerdem ein hervorragendes Mittel zur Selbsterkenntnis. In ihrem Spiegel erkennen wir zum Beispiel unsere Doshas, aber auch Konditionierungen, Einstellungen und unbewusste Muster. Zum Beispiel können wir im geschützten Raum einer Yoga-Stunde einmal spielerisch erkunden, wie wir innerlich reagieren, wenn eine Übung nicht gelingen mag. Gebe ich rasch auf? Treibe ich mich an? Schimpfe ich mit mir? Oder freue ich mich an meinen Möglichkeiten und auch an kleinen Fortschritten? Und wie reagiere ich, wenn eine Übung mir besonders gut gelingt? Werde ich überheblich? Möchte ich gar nichts anderes mehr machen? Oder danke ich meinem Körper still für das, was er mir schenkt, um dann weiter zu üben, sanft und beharrlich.

Zu guter Letzt zählen auch die Meditationshaltungen zu den Asanas. Ruhen wir in ihnen, werden wir innerlich still und öffnen uns für das Göttliche, dann werden wir Es irgendwann als einströmende Gnade erleben. Auf diese Weise verbinden wir uns mit Kräften, die Körper, Geist und Energie vollkommen verwandeln können.

Asanas sind also wertvolle Werkzeuge der Heilung, Selbsterkenntnis und Transformation. Doch wir können sie auch als Gesten verstehen, als ein körperlicher Ausdruck von geistigen Qualitäten.

Asanas als Gesten

Der Körper dient auf vielerlei Weise als Ausdrucksmittel: Wir können die Freundlichkeit unseres Herzens in unser Lächeln legen oder unsere Ehrfurcht durch gefaltete Hände ausdrücken. Wir können nicken, uns verneigen oder die Arme ausbreiten.

Auch Asanas können wir als Gesten begreifen. Zum Beispiel können wir durch eine Heldenstellung Mut und Kraft ausdrücken. Empfinden wir Demut und Hingabe, mag eine Vorbeuge im Stehen angemessen sein. Möchten wir ganz bei uns sein, dann können wir die Stellung des Kindes einnehmen. Ist das Herz weit und offen, dann braucht es mehr Raum, den Kobra oder Fisch ihm verschaffen können. Und wenn wir aus der eigenen Mitte heraus mit unserer Umwelt interagieren können, dann lässt sich dies durch den Drehsitz zum Ausdruck bringen: Die gerade, aufrechte Haltung zeigt Integrität und die Drehung die Bereitschaft, flexibel auf die Anforderungen im Außen zu reagieren.

Auch die Meditationshaltung kann einen bestimmten Geisteszustand ausdrücken: Wir sitzen aufrecht, darin zeigt sich die Wachheit; zugleich sitzen wir entspannt als Zeichen innerer Gelöstheit.

Umgekehrt wirkt der körperliche Ausdruck auch auf den Geist: Die Kobra öffnet das Herz, die Heldenstellung gibt Kraft, ein Lächeln hellt die Stimmung auf und so weiter.

Einheit von Körper und Geist

Immer wieder erweisen Körper und Geist sich also als eine Einheit. Das ist darum so erstaunlich, weil sie eigentlich so verschieden sind. Ein Bein kann ich sehen und anfassen; es nimmt einen bestimmten Raum ein – ein Gedanke nicht. Bestimmte Gedanken konnten im Gehirn auch noch nicht als eine bestimmte Aktivität identifiziert werden. Gedanken und Gefühle zeigen sich nun einmal nicht unter dem Mikroskop oder auf einer Tomografie. Nur ihre Wirkungen.

Doch wie vermitteln sich diese? Was ist das Bindeglied zwischen Körper und Geist?

Yogis und Yoginis nennen es Prana, Lebensenergie. Im nächsten Teil erfahren Sie, wie Sie auch diese Hülle so bearbeiten können, dass das innewohnende Glück durchscheinen kann.

III

Das Glück im Energiekörper

Gesundheit und Entspannung – das suchen die meisten Menschen hierzulande beim Yoga. Sehr weit oben rangiert aber auch die Energie, die Yoga schenkt. Und das nicht nur durch die Asanas. Beim Hatha Yoga können wir auch direkt auf die Lebensenergie einwirken.

Was es damit auf sich hat, erfahren Sie in diesem Teil. Außerdem lernen Sie, Ihre Energie-Kanäle und -Zentren zu reinigen und Ihr Energie-Niveau zu erhöhen.

Erleben auch Sie die vibrierende Lebensenergie, die alle Zellen behaglich schnurren macht. Das geht weit über körperliches Wohlbehagen hinaus, wirkt heilsam auf Körper und Geist und kann Ihnen schließlich auch die spirituelle Dimension der Energie eröffnen.

1. Was heißt „Prana"?

Wenn Sie Yoga-Stunden nehmen, werden Sie wahrscheinlich des Öfteren zu hören bekommen: tief atmen, tief in den Bauch atmen. Folgen Sie der Anweisung, dann werden Sie die wohltuende Wirkung unmittelbar erleben. Der Körper entspannt sich durch die tiefe Bauchatmung und er freut sich, wenn er gut mit Sauerstoff versorgt wird.

Doch noch etwas anderes geschieht, wenn wir tief und bewusst atmen: Wir nehmen mehr Prana auf, mehr Lebensenergie. Schauen wir nun, was darunter zu verstehen ist, um dann erste Erfahrungen damit zu machen.

Prana – die Lebensenergie

Die meisten Kulturen der Welt kennen und beschreiben die Lebensenergie. In den indischen Veden wurde sie bereits 1.500 v. Chr. erwähnt. Die Chinesen nennen sie Qi, die Japaner Ki und die Hawaiianer Mana. Im Westen wurde sie Od, Orgon oder Pneuma genannt. Die westliche Wissenschaft erforscht sie, und Sensitive können den Energiekörper sehen und daraus zutreffende Diagnosen ableiten.

Allgemein gilt die Lebensenergie als Bindeglied zwischen Körper und Geist. Wenn sie harmonisch und in ausreichender Menge durch die Kanäle fließt, wirkt sie heilsam auf Körper und Geist; das heißt, sie kann zur physischen Heilung beitragen und positive Gedanken und Gefühle fördern.

Wahrscheinlich haben Sie bereits ein Gespür für Ihre persönliche Energie. Vielleicht schäumen Sie manchmal nur so über vor Kraft und Lebenslust, während Sie sich manchmal lasch und mau fühlen. Wahrscheinlich kennen Sie auch Menschen, die besonders viel Energie haben und nur so sprühen vor Begeisterung und Lebensfreude. Damit können wir in Resonanz treten. Dann öffnen wir uns für das Meer von Energie, das uns umgibt, und schwingen ebenfalls auf einem höheren Energie-Niveau.

Doch gibt es nicht nur Unterschiede in der Quantität der Energie, sondern auch in der Qualität: Sie kann dunkel, destruktiv und egoistisch sein oder klar, rein und strahlend. Und darauf können wir Einfluss nehmen. Wir können unseren Energiekörper klarer, reiner und kräftiger machen.

Ja, man spricht tatsächlich von einem Energiekörper, der analog zum physischen Körper beschrieben werden kann: Wie Blut in den Adern so zirkuliert das Prana durch die Nadis, die Energiekanäle, von denen es 72.000 geben soll; andere Quellen sprechen sogar von 350.000. Den physischen Organen entsprechen die Chakren, von denen es ebenfalls sehr viele gibt, wie Sie im nächsten Kapitel noch sehen werden.

Trotz der Analogie und vielfältiger Wechselwirkungen zwischen dem energetischen und dem physischen Körper gibt es keine unmittelbaren Entsprechungen. Das bedeutet: Das Prana ist nicht gleich Sauerstoff, die Nadis sind keine Nervenbahnen und die Chakren keine Hormondrüsen oder Nervenknoten. Darum können wir das Prana nicht einmal unter dem stärksten Elektronenmikroskop beobachten. Nur seine Wirkungen. Die Wirkungen einer unsichtbaren Kraft, die körperliche und psychische Funktionen steuert.

Je nach Funktion können wir auch verschiedene „Energie-Sorten" unterscheiden. Betrachten wir nun, welche Haupt-Pranas oder Vayus für welche Funktionen zuständig sind. Dabei orientieren wir uns an traditionellen Hatha-Yoga-Lehren:

- Das Udana-Vayu hat seinen Sitz in der Kehle und steuert das Kommunikationssystem, Nerven, Gehirn und Hormone, aber auch das Träumen und Astralreisen. Positiv beeinflussen können wir es durch freundliche und respektvolle Rede, Schweigen und Tiefenentspannung.
- Das Vyana-Vayu hat seinen Sitz im ganzen Körper und steuert das Herz-Kreislauf-System, Muskulatur und Bewegung. Gestärkt, harmonisiert und verfeinert wird es zum Beispiel durch den Sonnengruß und entspannte Reglosigkeit.
- Das Samana-Vayu hat seinen Sitz im Bauch und steuert die Verdauung, ist aber auch die Energie hinter der Willenskraft und dem Durchsetzungsvermögen. Aktivieren und verfeinern können wir es durch sattwige Ernährung, Fasten und verschiedene Yoga-Übungen.
- Das Apana-Vayu hat seinen Sitz im Becken, steuert Ausscheidung, Sexualität und Fortpflanzung und ist zuständig für die Kreativität. Positiv beeinflussen können wir es zum Beispiel durch Beckenbodentraining.
- Das Prana-Vayu hat seinen Sitz in der Brust und steuert die Atemfunktion und den Überlebensinstinkt. Es kann durch Atemübungen harmonisiert und verfeinert werden.

Damit das Prana seine Aufgaben gut erfüllen kann, muss es in ausreichender Menge vorhanden sein. Darum stellt sich nun die Frage: Woher bekommen wir es?

Quellen von Prana

Auf allen Ebenen des Seins finden sich Prana-Quellen. Wir unterscheiden also:

- Spirituelle Quellen: das Göttliche, formlos oder in einer persönlichen Gestalt. Zugang hierzu finden wir durch Gebet und Meditation, vor allem an sakralen Orten oder an unserem Haus-Altar.
- Geistige Quellen: Gedanken und Gefühle. Sicher haben Sie auch schon einmal beobachtet, dass Sie kaum die Kraft haben, etwas zu verändern, wenn Sie sich in Gedanken in Ihrem Elend suhlen. Sind Sie dagegen erfüllt von Zuversicht und Selbstvertrauen, dann kann nichts und niemand Sie aufhalten. Selbst Atemübungen sind effektiver, wenn der Geist mitmacht und zum Beispiel visualisiert oder sich vorstellt, dass Sie jetzt Energie aufnehmen.
- Energetische Quellen: Naturenergien wie die von Erde, Sonne, Mond und Sternen, den Elementen, Kraftplätzen und Edelsteinen sowie das Prana von Lebewesen. Allerdings ist es nicht die feine englische Art, andere Menschen anzuzapfen. Zudem können wir fremdes Prana oft nicht richtig verwerten. Darum sorgen wir besser selbst für unsere Energie-Vorräte. Absolut notwendig ist das für Menschen in heilenden, lehrenden und beratenden Berufen, da sie ihren Klient/innen und Schüler/innen oft viel Prana schenken.
- Physische Quellen: Luft, Essen und Trinken. Wie Sie sich denken können, enthält sattwige Ernährung mehr Prana als rajasige oder gar tamasige.

Besonders wichtig für die Prana-Versorgung ist das Atmen. Menschen können jahrelang ohne Sonnenlicht überleben, wochenlang ohne Nahrung, aber nur wenige Minuten ohne zu atmen.

Leider haben viele Menschen es sich angewöhnt, ganz flach zu atmen, und fühlen sich darum oft matt und müde. Hier können die Atemübungen aus dem Yoga wahre Wunder wirken. Doch bevor wir in das Atemgeschehen eingreifen, sollten wir es erst einmal gründlich kennenlernen.

Das Atemmuster erforschen

Die reine Atembeobachtung wird im Buddhismus sehr gepflegt und auch in der westlichen Atemarbeit geschätzt. Erinnert sei hier an die Pionierleistung von Ilse Middendorf, die den „Erfahrbaren Atem" entwickelte. Dies entspricht auch der Grundphilosophie des Hatha Yoga, da wir dabei Shiva (Bewusstsein) und Shakti (Körper/Energie) vereinen. Darum sollte die aktive Atemarbeit begleitet werden von Phasen, in denen wir den Atem bewusst spüren und uns ihm hingeben.

Sie können gleich damit beginnen und dazu in eine aufrechte und entspannte Sitzhaltung kommen, zum Beispiel auf einem Stuhl, einem Kissen oder Bänkchen. Der Nacken ist lang, und die Schultern sinken gut geöffnet nach unten. Die Knie ragen nicht über Hüfthöhe hinaus, und das Becken ist so gekippt, dass sich die Wirbelsäule aufrecht und entspannt aus der Schale des Beckens erhebt.

Übung: Den Atem spüren

Spüren Sie, wie der Atem kommt und geht:
Schnell oder langsam, tief oder flach?
Ist das Einatmen länger, das Ausatmen oder beides gleich?
Gibt es Pausen dazwischen?
Wo im Körper spüren Sie die Atembewegung?
Nehmen Sie einfach nur wahr. Schließen Sie Freundschaft mit dem, was ist. Und erlauben Sie, dass sich verändert, was immer sich verändern mag.

Wenn Ihnen das Hinspüren schwerfällt oder Sie es nicht gewöhnt sind, dann machen Sie diese Übung am besten für eine Weile jeden Tag, um Ihr Atemmuster gründlich kennenzulernen, ehe Sie es verändern.

Die Atemräume öffnen

Wenn Sie mehr Lebensenergie aufnehmen möchten, können Sie beginnen, alle Atemräume zu öffnen und bewusst hineinzuatmen.

Die folgende, vierteilige Übungsfolge machen Sie am besten in der Entspannungslage auf dem Rücken. Hierbei liegen die Beine hüftbreit nebeneinander. Die Füße fallen locker nach außen. Das Becken ist so gekippt, dass sich der untere Rücken entspannen kann. Die Arme liegen etwas abseits vom Körper und die Handflächen sind nach oben gedreht oder auf die Hüften gelegt. Auch der Nacken ist lang, das Kinn ein wenig in Richtung Hals gezogen.

Übung: Den Kopf-Raum öffnen

Kommen Sie in die Entspannungslage und beobachten Sie eine Weile den Atem, wie er kommt und geht. Lassen Sie ihn einfach geschehen. Richten Sie nun die Aufmerksamkeit auf den Atemstrom in der Nase. Spüren Sie ihn ein wenig kühler beim Einatmen und wärmer beim Ausatmen. Stellen Sie sich vor, Sie würden einen wunderbaren Duft einatmen und wollten ihn ganz tief in sich aufnehmen, bis in den Stirnbereich und das Innere des Kopfes hinein.

Durch die Vorstellung des Riechens können Sie sehr viel frisches Prana aufnehmen. Vielleicht spüren Sie das auch, diese Frische, Weite und Leichtigkeit im Kopf.

Als nächstes wollen wir den Brustraum öffnen.

Übung: Den Brust-Raum öffnen

Legen Sie die Hände nacheinander auf die nachfolgend bezeichneten Körperstellen, atmen Sie in die Hände hinein und spüren Sie die Atembewegung:
zuerst unter den Schlüsselbeinen,
dann seitlich am Brustkorb (hierzu kreuzen Sie die Arme),
an den unteren freien Rippen (die rechte Hand liegt an der rechten Seite des Brustkorbes, die linke an der linken)
und zuletzt in der Nierengegend.
Legen Sie nun die Arme wieder neben den Körper und spüren Sie die Bewegung des Zwerchfells, also des kuppelförmigen Muskels zwischen

Brust- und Bauchraum. Beim Einatmen spannt er sich an und bewegt sich nach unten Richtung Bauchhöhle, sodass der Bauch sich hebt. Beim Ausatmen entspannt sich das Zwerchfell und kommt wieder nach oben. Zuletzt ruhen Sie mit der Aufmerksamkeit in der Mitte des Brustkorbs. Spüren Sie, wie er sich zu allen Seiten hin ausdehnt beim Einatmen und entspannt beim Ausatmen.

Das Zwerchfell ist der wichtigste Atemmuskel. Kinder betätigen ihn meist ganz natürlich und ausgiebig, während er bei vielen Erwachsenen verkümmert ist. Doch wir können ihn wieder kräftigen, wenn wir tief in den Bauch atmen. Wenn dieser sich in der Rückenlage beim Einatmen hebt und beim Ausatmen senkt, dann bewegt sich auch das Zwerchfell, und Sie machen alles richtig.

Nach einiger Zeit werden Sie diese Bewegung auch im Körperinnern wahrnehmen: Richtung Bauchhöhle beim Einatmen, zurück beim Ausatmen. Solange Sie das nicht spüren und das Zwerchfell nicht bewusst und aktiv nach unten drücken können, sollten Sie die fortgeschrittenen Atemübungen aus dem übernächsten Kapitel nicht machen.

Befassen wir uns nun mit dem Becken.

Übung: Den Becken-Raum öffnen

Legen Sie die Hände nacheinander auf die nachfolgend bezeichneten Körperstellen. Atmen Sie in die Hände hinein und spüren Sie die Atembewegung:

am Nabel,

am Unterbauch,

in den Leisten

und am unteren Rücken.

Legen Sie nun die Arme wieder neben den Körper und spüren Sie die Bewegung des Beckenbodens: Beim Einatmen bewegt er sich nach unten, beim Ausatmen kommt er wieder hoch. Spüren Sie synchron dazu auch die Bewegung des Zwerchfells: beim Einatmen Richtung Bauchhöhle, beim Ausatmen zurück.

Zuletzt ruhen Sie mit der Aufmerksamkeit in der Mitte des Beckens und spüren Sie beim Einatmen, wie es sich nach vorn, unten und hinten ausdehnt. Beim Ausatmen zieht es sich wieder zusammen. Dies wird auch „die natürliche Bauchatmung" genannt (siehe Skizze weiter unten) und ist so gesund, dass Sie sie so oft wie möglich anwenden sollten.

Je kräftiger das Zwerchfell ist, desto intensiver empfinden Sie die Atembewegung im gesamten Becken. Sollten Sie im Dammbereich wenig spüren, dann vertiefen Sie den Atem und aktivieren Sie beim Ausatmen die Beckenbodenmuskeln.

Auch der Beckenboden ist sehr wichtig für fortgeschrittene Pranayama-Übungen: Er sollte kräftig, gut zu spüren und willkürlich zu entspannen sein. Inzwischen hat die westliche Trainingslehre ebenfalls entdeckt, wie wichtig ein starker und gesunder Beckenboden ist. Er sorgt für Vitalität und Lebenslust, unterstützt die Wirbelsäule und schützt vor Senkungsbeschwerden und unwillkürlichem Harnverlust.

Wollen Sie Ihr Körpergefühl in diesem Bereich verfeinern, dann erkunden Sie die einzelnen Schichten des Beckenbodens: die äußere Schicht mit den ringförmigen Muskeln um Anus und Harnröhre, die mittlere, quere Schicht zwischen den beiden Sitzbeinhöckern und die innere Schicht, die sich fächerförmig von vorn nach hinten zieht und an den Enden mit Gesäß- und Unterbauchmuskulatur verbunden ist.

Wir kombinieren nun alle drei Übungen und gehen zur rhythmischen Vollatmung über.

Übung: Die rhythmische Vollatmung

Beim Einatmen spüren Sie nacheinander den Atemstrom in der Nase und die Atembewegung in Brust- und Bauchraum. Beim Ausatmen wandert die Aufmerksamkeit den umgekehrten Weg zurück zur Nase.
Wenn Ihnen das unnatürlich vorkommt, füllen Sie die Atemräume von unten nach oben und leeren Sie sie beim Ausatmen in umgekehrter Reihenfolge.
Werden Sie sich nun Ihres ganzen Körpers bewusst und erlauben Sie, dass das Prana beim Einatmen durch alle Poren in den Körper strömt. Beim Ausatmen entspannen Sie sich und lassen los.

Wenn Sie mit der Vollatmung vertraut geworden sind, können Sie sie rhythmisieren. Ein- und Ausatmen sollten dabei gleich lang dauern, die Atempausen dazwischen etwa halb so lang. So können Sie zum Beispiel vier Sekunden lang ein- und ausatmen und dazwischen jeweils Atempausen von zwei Sekunden machen. Je nach Bedarf können Sie im selben Rhythmus natürlich auch schneller oder langsamer atmen.

Am Anfang mag es eine Weile dauern, ehe Sie die ganze Übungsfolge absolviert haben. Mit etwas Übung geht es aber immer schneller. Dann spüren Sie zunächst, wie der Atem gerade kommt und geht. Dann „riechen" Sie das Prana und fühlen die Frische und Leichtigkeit im Kopf. Als nächstes spüren Sie das Ausdehnen und Entspannen von der Mitte des Brust- und dann des Bauchraumes aus, um schließlich zur rhythmischen Vollatmung überzugehen, wenn möglich durch alle Poren des Körpers. Dabei dringt natürlich keine Luft durch die Haut, sondern Prana. Dies können Sie auch in den Asanas geschehen lassen: Atmen Sie in das Dehngefühl hinein und erleben Sie, wie es dort weit wird beim Einatmen und sich entspannt beim Ausatmen.

Doch auch wenn Sie Ihr Atemgewahrsein nicht bis zur Porenatmung entwickeln möchten, sollten Sie sich auf jeden Fall (wieder) die natürliche Bauchatmung angewöhnen (siehe Skizze und Übung: Den Becken-Raum öffnen) und ohne bewusstes Zutun Tag und Nacht anwenden. Das massiert die Bauchorgane und erhält sie gesund, fördert die Verdauung und versorgt Sie ausreichend mit Prana. Und wenn Sie einmal eine Extra-Portion brauchen, dann gönnen Sie sich diese durch vertieftes Atmen.

Die natürliche Bauchatmung

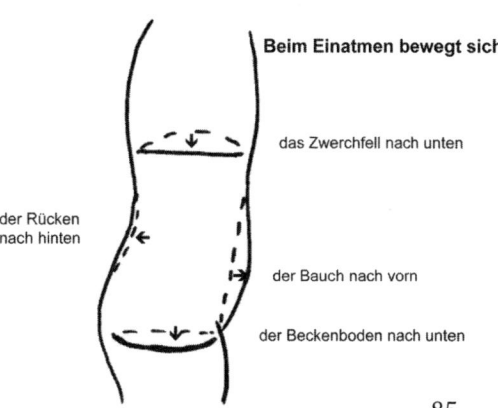

Beim Einatmen bewegt sich

das Zwerchfell nach unten

der Rücken nach hinten

der Bauch nach vorn

der Beckenboden nach unten

Die Energie spüren und sehen

Vielleicht spüren Sie dabei ein Kribbeln, Vibrieren oder Strömen. Dann haben Sie Prana aktiviert und weilen bewusst auf der Prana-Ebene. Wenn Sie gar nichts spüren, dann können Sie auch hierfür Ihr Gewahrsein entwickeln. Dies ist sehr wichtig für fortgeschrittene Pranayama-Übungen. Andernfalls würden Sie nicht erkennen, was gerade zu tun ist, ob zum Beispiel ein Mangel zu beheben oder eine Blockade aufzulösen ist.

Die meisten Menschen spüren das Prana am leichtesten in den Händen. Das können Sie auch einmal ausprobieren.

Übung: Die Energie in den Händen spüren

Kommen Sie in eine aufrechte und entspannte Sitzhaltung.

Reiben Sie Ihre Hände aneinander, bis sie heiß werden, und halten Sie sie dann mit den Handflächen nach oben etwa auf Schulterhöhe vor sich in der Luft. Bleiben Sie so entspannt wie möglich, atmen Sie tief ein und aus und bleiben Sie mit der Aufmerksamkeit in den Händen.

Spüren Sie dort ein Kribbeln oder Vibrieren, Wärme ein Gefühl wie von elektrischem Strom? Das ist das Prana.

Wenn Sie nichts spüren, können Sie die Hände auch schütteln und danach hineinspüren.

Oder Sie halten die Hände so, dass die Handflächen sich ansehen, spielen mit der Entfernung und achten auf das Gefühl zwischen den Händen. Bis zu welchem Abstand spüren sie einander? Verändert sich das Gefühl, wenn sie sich nähern bzw. voneinander entfernen?

Wenn Sie die Energie spüren, können Sie damit beim Einkaufen austesten, welche Nahrungsmittel Ihnen zuträglich sind. Auch das Gefühl im Bauch kann es Ihnen sagen. Vorausgesetzt, Sie haben sich nicht allzu weit von einem gesunden Gleichgewicht entfernt, denn dann könnten Sie nach Zucker oder Alkohol verlangen, obwohl es Ihnen schadet.

Mit dem Kraftfeld zwischen den Händen können Sie auch Ihre Energiezentren stärken. Spüren Sie doch einmal in Ihr Herz hinein. Werden Sie sich einfach bewusst, wie es sich dort anfühlt. Bauen Sie dann das Kraftfeld zwischen den Händen auf und halten Sie es vor die Brust. – Spüren Sie den Unterschied?

Die Energie der Hände lässt sich auch zur Heilung verwenden. Spüren Sie aber genau hin, ob es Ihnen wirklich guttut. Ob es Ihnen neue Kraft gibt, wenn Sie sich schwach fühlen. Ob Sie freier atmen können, wenn Sie erkältet sind. Und ob es Schmerzen lindert, wenn Sie sie auf die betroffene Stelle legen. Manchmal liegen die Hände besser auf Bauch oder Brust. Bei Kopfschmerzen kann es zum Beispiel sehr angebracht sein, die Energie nach unten zu lenken.

Mit der Zeit und etwas Übung wird der Energiekörper immer wacher, bewusster und intelligenter. Dann spüren Sie sofort, wie welche Aktivitäten, Orte und Interaktionen auf ihn wirken. Dann können Sie die entsprechenden Situationen meiden oder innere Muster und Konzepte so verändern, dass Sie sich wohl darin fühlen können. So kommen Sie ganz natürlich zu einem Lebensstil, der Sie gesund und vital erhält, heiter und ausgeglichen.

Sollten Sie gar keine Energie spüren, dann ist das auch in Ordnung. Vielleicht kommt das noch, wenn mehr Energie fließt. Vielleicht sind Sie aber auch stark visuell veranlagt und es fällt Ihnen leichter, das Prana zu sehen. Auch das können Sie gleich einmal ausprobieren.

Übung: Die Energie sehen

Kommen Sie in eine aufrechte und entspannte Sitzhaltung, schütteln oder reiben Sie Ihre Hände und halten Sie sie dann vor einen dunklen Hintergrund. Stellen Sie die Augen auf Unendlich und schauen Sie, als würden Sie nicht schauen, weich und entspannt.

Auf dieselbe Weise können Sie auch eine andere Person ansehen. Auch hier schauen Sie sie nicht direkt an, sondern eher hindurch und daran vorbei. So, wie man in die Richtung einer scheuen Katze schaut, wenn man sich ihr nähert.

Sehen Sie einen hellen Rand um die Hand oder die Person? Das ist das Prana.

Bei dieser Energie handelt es sich um das Bindeglied zwischen Körper und Geist. Es ist also eine eher grobstoffliche, körpernahe Energie. Die Breite und

Helligkeit des Randes erlaubt darum zwar Rückschlüsse auf die momentane Vitalität, nicht aber auf Gedanken und Gefühle, Charakter, Traumata oder die spirituelle Verwirklichung. Selbstverständlich gibt es auch hierfür visuelle Entsprechungen in Gestalt von Lichtformen und -farben. Doch dabei handelt es sich nicht um das einfache Prana, von dem hier die Rede ist, sondern um höhere Energien, auf die wir in Kapitel III-4 noch zu sprechen kommen.

Zuvor aber wollen wir das Energiesystem reinigen und harmonisieren, damit mehr Prana fließen kann. Das fühlt sich nicht nur gut an, sondern fördert auch die Gesundheit von Körper und Geist.

2. Reinigung und Harmonisierung

Bereits im vorigen Teil über die körperliche Hülle hatten wir unser Augenmerk darauf gerichtet, in die Balance zu kommen, in ein Gleichgewicht, das niemals statisch ist: Einerseits wollen und sollen wir unsere Natur zum Ausdruck bringen, auch unsere natürlichen Doshas. Andererseits kann ein Übermaß uns in eine Störung kippen, denn wir leben in einem Spannungsfeld von polaren Kräften: Tun und Hingabe, Aktivität und Entspannung, Sonne (Ha) und Mond (Tha) usw.. Diese Kräfte können wir auch auf der Ebene der Energie versöhnen und die allem zugrundeliegende Einheit erleben.

Hierzu betrachten wir zunächst die verschiedenen Elemente des Energiesystems, um es dann zu reinigen und zu harmonisieren.

Die Nadis reinigen

„Nadi" heißt wörtlich übersetzt Kanal, Röhre. In den Nadis strömt das Prana durch den Körper, analog zu den Meridianen der Traditionellen Chinesischen Medizin. Von den 72.000 Nadis – manche Quellen sprechen auch von 350.000 – gelten beim Yoga vierzehn als wichtig und drei als sehr wichtig, nämlich Ida, Pingala und Sushumna.

Durch Ida fließt kühle, weibliche Mondenergie und nährt Kräfte wie Gefühl, Intuition und Empfänglichkeit. (Wenn Sie immer wieder vergessen, wie welcher Kanal heißt, können Sie sich eine Eselsbrücke bauen: Ida – ein weiblicher Vorname – für die weibliche Mondenergie.) Den Yoga-Schriften zufolge verläuft Ida vom Dammbereich über die Stirn zum linken Nasenflügel. Genau genommen schlängelt Ida sich einige Male um das zentrale Nadi. Dennoch ist Ida für die linke Körperhälfte zuständig. Darum können wir besser durch das linke Nasenloch atmen, wenn Ida aktiv ist.

Durch Pingala fließt heiße, männliche Sonnenenergie und begünstigt Kräfte wie Verstand, Logik und Tatkraft. Pingala verläuft vom Dammbereich über die Stirn zum rechten Nasenflügel und wir erkennen seine Aktivität daran, dass das rechte Nasenloch offener ist. Dieser Kanal ist für die rechte Körperhälfte zuständig, auch wenn Pingala sich um die Sushumna schlängelt.

Dieses zentrale Nadi verläuft vom Dammbereich bis zum höchsten Punkt des Kopfes und besteht eigentlich aus mehreren Kanälen, die ineinander stecken. Je weiter innen die Energie fließt, desto näher kommen wir dem wahren Selbst. Ob die Sushumna nun vor oder in der Wirbelsäule liegt, darüber gibt es verschiedene Ansichten. Ich unterscheide zwei Energiebahnen: eine durch die Wirbelsäule und eine durch die Mittelsenkrechte. Vielleicht wird in manchen traditionellen Schriften die Sushumna auch nur deshalb in der Wirbelsäule lokalisiert, weil diese – als tragende Säule – für den Körper dieselbe Funktion hat wie die Sushumna für den Energiekörper.

Bei den meisten Menschen fließt kaum Energie durch die Sushumna. Sie verlieren sich in den Polaritäten der Welt, weshalb die Energie vor allem durch Ida und Pingala strömt. Erst, wenn die polaren Kräfte ausgeglichen sind, öffnet sich die Sushumna.

Auch von den anderen Nadis sind normalerweise viele verschlossen. Nicht, weil sie wie die Sushumna (noch) schlafen, sondern weil sie verstopft sind, zum Beispiel durch tamasige Speisen, Alkohol, Tabak, Drogen und Medikamente, aber auch durch negative Gedanken und Gefühle sowie körperliche und seelische Verletzungen.

Die Heilung und Reinigung der Nadis können Sie von allen Ebenen her angehen, zum Beispiel:

- Auf der göttlichen Ebene durch Gebet und Meditation und den Aufenthalt in Kirchen und Tempeln.
- Auf der geistigen Ebene durch positive Gedanken und Gefühle und eine sorgfältige Wahl der Gesprächspartner/innen, der Lektüre und des TV-Konsums.
- Auf der energetischen Ebene durch die Aufnahme von Naturenergien wie die von Sonne, Mond und Sternen, von Elementen, Pflanzen und Edelsteinen.
- Auf der körperlichen Ebene zum Beispiel durch Asanas, sattwige Ernährung und tiefes Atmen in sauberer Luft.

Verbrauchtes, abgestandenes Prana können Sie auch dem Feuerelement übergeben: Streifen Sie es ab und werfen Sie es in die Flammen. Auch Duschen und (Salz-)Bäder reinigen das Prana. Besonders, wenn Sie sie mit der Vorstellung verbinden, alle Blockaden und Verhärtungen aus dem Körper zu lösen. Das können Sie durch Selbstmassagen noch verstärken: Nehmen Sie eine Bürste, einen Luffa- oder Sisal-Handschuh und streichen Sie die Nadis in den Armen zu den Händen und Fingern hin kräftig aus; atmen Sie dabei aus und stellen Sie sich vor, abgestandenes und verbrauchtes Prana würde durch die Fingerspitzen den Körper verlassen. Wiederholen Sie das auch an den Beinen, die Sie mit dem Ausatmen zu den Füßen und Zehen hin ausstreichen. Doch Sie können die Nadis auch mit Licht und Atem reinigen. Vielleicht probieren Sie das gleich einmal aus.

Übung: Die Nadis reinigen

Kommen Sie in eine aufrechte und entspannte Sitzhaltung und kommen Sie zur natürlichen Bauchatmung: Einatmend kommt der Bauch heraus, ausatmend geht er wieder hinein (siehe Seite 85, Kapitel III-1).
Stellen Sie sich nun vor, dass über Ihrem Kopf ein wunderschönes Licht erstrahlt. Es kann hellweiß sein oder golden. Öffnen Sie sich für dieses Licht und lassen Sie es dann durch und über den Körper strömen, alle Blockaden und Verhärtungen mit sich nehmend und in den Boden spülend. Nehmen Sie sich Zeit, jeden Millimeter bewusst wahrzunehmen und zu durchlichten.
Wenn Sie mit der Übung vertraut geworden sind, können Sie sie mit dem Atem verbinden: Beim Einatmen wandern Sie mit dem Bewusstsein nach oben und verbinden sich mit dem wunderschönen Licht. Beim Ausatmen strömt es durch und über den Körper, reinigend und heilend. Und in der Atempause danach lassen Sie los und übergeben der Erde, was Ihnen nicht länger zuträglich ist.
Wenn es Ihnen schwerfällt, die Energie in der beschriebenen Weise zu lenken, ziehen Sie das Licht mit dem Einatmen hinunter bis zum Damm, lassen es beim Ausatmen in die Erde strömen, und in der Pause danach lassen Sie los.
Verlängern Sie das Ausatmen und die Pause danach, wenn Sie sich entspannen oder ein Übermaß an unruhigem Vata oder feurigem Pitta ausgleichen möchten. Wenn Sie wacher und lebendiger werden wollen, verlängern Sie das Einatmen und die Pause danach. Das vertreibt überschüssiges Kapha. (Mehr über die Bio-Energien in Kapitel II-1.)
Haben Sie in sich das Licht und die Quelle alles Guten gefunden, dann

ziehen Sie mit dem Einatmen alle Unreinheiten dort hinein, alle Ängste, Sorgen und Blockaden. Spüren, sehen und wissen Sie, dass alles durchlichtet wird, und beim Ausatmen lassen Sie dieses Licht weit ausstrahlen. Freuen Sie sich an Ihrem Beitrag für eine schönere Welt.

Die Polaritäten ausgleichen

Sie wissen nun, wie Sie das Prana und verstopfte Nadis reinigen können. Befassen wir uns nun mit dem zentralen Kanal im Innern des Körpers, mit der Sushumna, die bei den meisten Menschen noch unerweckt ist, wie schlafend.

Für kurze Zeit öffnet sie sich immer dann, wenn Ida und Pingala sich in ihrer Vorherrschaft ablösen. Das geschieht normalerweise alle ein bis zwei Stunden und Sie erkennen es daran, dass beide Nasenlöcher gleich weit offen sind – eine kostbare Zeit des vollkommenen Gleichgewichts.

Ein grobes Ungleichgewicht herrscht hingegen, wenn ein Nasenloch über längere Zeit geschlossen ist, was zu Störungen und Krankheiten führen kann. Öffnen können Sie es durch eine Nasenspülung mit lauwarmem Salzwasser, durch einen Wattebausch im anderen Nasenloch oder durch die Seitenlage, bei der das verschlossene Nasenloch oben ist.

Bei kleineren Ungleichgewichten empfiehlt sich die Wechselatmung, die auch die Doshas harmonisiert.

Übung: Wechselatmung

Kommen Sie in eine aufrechte und entspannte Sitzhaltung, spüren Sie, wie der Atem kommt und geht und gehen Sie schließlich zur natürlichen Bauchatmung über.
Beugen Sie nun Zeige- und Mittelfinger der rechten Hand. Schließen Sie mit dem rechten Daumen das rechte Nasenloch und atmen Sie durch das linke Nasenloch ein. Danach schließen sie es mit dem rechten Ringfinger und öffnen das rechte Nasenloch. Atmen Sie aus und danach wieder ein. Dann verschließen Sie das rechte Nasenloch wieder mit dem rechten Daumen, öffnen das linke Nasenloch und atmen aus und wieder ein. Achten Sie darauf, dass Sie gerade sitzen und die rechte Schulter- und Nackenpartie sich nicht verspannt. Drücken Sie sanft auf den oberen

Rand der Nasenöffnung, in der Nähe des Knochens. Dort ist die Nase feuchter, sodass das Nasenloch nicht verklebt.

Wiederholen Sie das einige Male: links einatmen, rechts aus- und wieder einatmen, links aus- und wieder einatmen usw.. Wenn Sie Prana durch die Poren aufnehmen können, dann atmen Sie in die gesamte linke bzw. rechte Körperhälfte, je nachdem, welches Nasenloch Sie gerade geöffnet haben. Dabei werden weitere wichtige Nadis in den Körperseiten gereinigt und harmonisiert.

Wenn Sie mit der Wechselatmung vertraut geworden sind, gehen Sie zu dem bereits beschriebenen regelmäßigen Rhythmus über. Sie können zum Beispiel vier Sekunden lang ein- und ausatmen und dazwischen Atempausen von zwei Sekunden einlegen. Natürlich können Sie im selben Rhythmus auch langsamer oder schneller atmen, je nach Bedarf.

Der regelmäßige Rhythmus harmonisiert die Mond- und Sonnenenergie, und in der Atempause kommen die beiden polaren Kräfte zusammen.

Eine ähnliche Harmonie können Sie auch zwischen Ausdehnung und Konzentration erreichen. Wenn Sie auf der energetischen Ebene bewusst geworden sind, können Sie Ihren Energiekörper meter- oder gar kilometerweit ausdehnen. Je tiefer Sie sich entspannen, desto weiter werden Sie. Allerdings wird die Energie damit auch sehr fein, und wenn Sie in diesem Zustand durch eine belebte Einkaufsstraße gehen, spüren Sie vermutlich mehr, als Ihnen angenehm ist. Hier ziehen Sie das Energiefeld besser wieder zusammen: Konzentrieren Sie sich auf den Nabelbereich, ziehen Sie alle Energie dorthin und genießen Sie das Gefühl von persönlicher Kraft. Sind Sie weiter fortgeschritten, können Sie gleichzeitig die Weite spüren und den Kern von Kraft im Innern. Auf diese Weise bringen Sie die polaren Kräfte von Entspannung und Konzentration zusammen.

Wann immer polare Kräfte sich begegnen, kann etwas Neues entstehen: Mann und Frau zusammen können ein Kind in die Welt setzen; These und Antithese führen zur Synthese; Weisheit entsteht, wenn Sie auf der psychischen Ebene den Schatten ans Licht bringen; und wenn Ida und Pingala zusammenkommen, öffnet sich die Sushumna. Das weckt die wichtigsten Energiezentren, mit denen wir uns nun befassen.

Die drei großen Energiezentren

Wo immer zwei Nadis sich kreuzen, befindet sich ein Energie-Zentrum, ein Chakra, durch das wir Energie aufnehmen, umwandeln und wieder abgeben können. Demnach haben wir unzählige Chakren und können darum tatsächlich durch jede Pore Energie aufnehmen und wieder abgeben.

Allerdings fragt sich: Ab welcher Größenordnung sprechen wir von einem Zentrum? Was ist zum Beispiel das Zentrum von Köln? Der Dom? Oder die Altstadt? Der Bereich innerhalb der Ringstraßen?

Um sehr große Zentren handelt es sich bei den im traditionellen Hatha Yoga beschriebenen Zentren der Sonnen-, Mond- und Erdkräfte.

- Das Sonnen-Zentrum reicht vom Unterbauch bis zur Brustbeinspitze und ist unser Haupt-Energiespeicher für die heiße Sonnenenergie (Ha). Diese strömt durch das Pingala-Nadi und schenkt uns Mut, Selbstbewusstsein und die Kraft zum Handeln. Zugang zu ihr bekommen wir zum Beispiel durch die tiefe Bauchatmung.
- Das Mond-Zentrum reicht vom Nasen- und Stirnbereich bis zum Hinterkopf und ist unser Haupt-Energiespeicher für kühlende Mondenergie (Tha). Diese strömt durch das Ida-Nadi und schenkt uns Intuition und Gefühl, Entspannung, Heilung und Empfänglichkeit für die göttliche Gnade. Aktivieren können wir sie zum Beispiel, wenn wir, wie im vorigen Kapitel beschrieben, den oberen Atemraum öffnen.
- Das Erd-Zentrum – auch Kanda (wörtlich: Wurzelknolle) genannt – reicht vom Dammbereich bis in den Unterbauch, hat eine besondere Verbindung zu den Füßen und ist geformt wie ein aufrecht stehendes Ei. Im Erd-Zentrum entspringen fast alle Nadis, auch Ida, Pingala und Sushumna. Das Kanda sorgt für Erdung, Festigkeit und die Kraft, höhere Energien in den Körper zu bringen. Aktivieren können wir es, wenn wir kräftig und bewusst die Beckenbodenmuskeln anspannen. Genauso wichtig ist es aber auch, sich entspannt im Kanda niederlassen zu können, damit die Energien nicht nur angeregt werden, sondern auch fließen können.

Sind alle Energien an ihrem Platz, dann befinden wir uns in einem gesunden, energetischen Gleichgewicht. Dann sind Kanda und Füße warm; der

Bauch ist heiß und der Kopf kühl. Das erinnert mich an einen Ausspruch meines Großvaters: „Kopf kühl, Füße warm, dann werden alle Ärzte arm." Ebenso wie die Nadis können auch die Energiezentren verstopft sein. Zur Reinigung empfiehlt sich die Schnellatmung. Achten Sie aber darauf, ob das heftige Atmen Ihnen auch bekommt, insbesondere bei Herz- oder Lungenkrankheiten, Bluthochdruck, Epilepsie oder Entzündungen im Bauchbereich. Auch bei einer Vata- oder Pitta-Störung sollten Sie aufmerksam hinspüren, ob Ihnen die Übung zuträglich ist. Zwar tut die Reinigung allen Doshas gut, doch könnte die sanfte Aktivierung bei extremen Störungen schon zu viel des Guten sein. In den genannten Fällen atmen Sie einfach weniger heftig.

Die vertiefte Bauchatmung, mit der wir die Übung beginnen, ist hingegen völlig unbedenklich. Sie massiert die Bauchorgane und harmonisiert die Verdauung, fördert eine gesunde Atmung und trainiert den tiefen, queren Bauchmuskel, der für eine gute Haltung sorgt und die Wirbelsäule unterstützt.

Übung: Schnellatmung

Kommen Sie in eine aufrechte und entspannte Sitzhaltung und beginnen Sie mit der tiefen, entspannten Bauchatmung: Beim Einatmen kommt der Bauch heraus, beim Ausatmen geht er wieder hinein.

Ziehen Sie nun beim Ausatmen den Unterbauch aktiv nach innen, Richtung Wirbelsäule. Beim Einatmen lassen Sie los, und der Bauch kommt wieder heraus.

Wenn Sie das beherrschen, dann ziehen Sie beim Ausatmen den Bauch kurz und kräftig ein und lassen das Einatmen entspannt geschehen. Wiederholen Sie das 20 bis 40 mal oder so oft wie es Ihnen angenehm ist. Achten Sie auf die Signale Ihres Körpers.

Atmen Sie dann entspannt aus und halten Sie den Atem an, bis der Körper von sich aus wieder einatmen möchte. Das kann eine Weile dauern, da Sie ja nun viel Sauerstoff vorrätig haben.

Konzentrieren Sie sich in der Atempause auf das Sonnengeflecht, das durch die Schnellatmung aktiviert wurde. Nun können alle Blockaden und Unreinheiten schmelzen und in die Erde fließen, bis das Sonnen-Zentrum in hellgelbem Licht erstrahlt.

Beginnen Sie wieder mit der Schnellatmung und konzentrieren Sie sich in der nächsten Atempause auf den Stirnbereich. Erlauben Sie, dass alle Unreinheiten nach unten strömen, bis das Mond-Zentrum in reinem, weißem Licht erstrahlt.

Nach der dritten und letzten Phase des heftigen, schnellen Atmens konzentrieren Sie sich auf das Kanda im Dammbereich und lassen alle Unreinheiten tief, ganz tief in die Erde strömen, bis es golden leuchtet.

Gehen Sie zum Schluss zur natürlichen Bauchatmung über und ruhen Sie im Kanda. Genießen Sie die Festigkeit der Erde, die immer da ist und Sie trägt und nährt.

Für viele Formen der Energie-Arbeit genügt es, sich auf diese drei großen Zentren zu konzentrieren. Allerdings fristen sie noch ein Mauerblümchen-Dasein in der westlichen Yoga-Welt. Doch glücklicherweise werden sie immer mit angesprochen, wenn die sehr viel bekannteren Hauptchakren bearbeitet werden.

Die sieben Hauptchakren

Über den genauen Ort der einzelnen Chakren gibt es verschiedene Ansichten. Meist wird gelehrt: Wurzel- und Scheitel-Zentrum befinden sich an den Enden der Sushumna, des zentralen Nadis, und strahlen nach unten bzw. nach oben aus. Die übrigen fünf Chakren liegen in der Sushumna und haben Ausstrahlungen nach vorn. Diese heißen auch Kshetras und werden von den meisten Menschen leichter wahrgenommen als die eigentlichen Chakren. Dies entspricht auch meinem Empfinden. Allerdings haben die Chakren m. E. auch Ausstrahlungen nach hinten zur Wirbelsäule hin, während ich die Sushumna in der Körpermitte lokalisiere. Auch für diese Ansicht gibt es viele Anhänger, insbesondere im Tao Yoga und der westlichen Energiearbeit.

Die Chakren korrespondieren mit verschiedenen Elementen und Farben, Sinnen und Aufgaben sowie mit Lauten und Sanskritsilben, den so genannten Mantren, durch die wir sie wecken können. Die folgende Tabelle fasst das Wichtigste zusammen und bietet genügend Information für einen Einstieg in die Energiearbeit.

Name	Lage	Element	Element-Farbe	Aura-Frabe	Aufgabe	Sinn	Laut	Mantra
Muladhara	Damm	Erde	ockergelb	rot	sich erden, sich selbst erhalten	riechen	u	Lam
Swadhisthana	Unterbauch	Wasser	weiß	orange	fühlen, sich an sinnlichen Wahrnehmungen erfreuen	schmecken	o wie in Mond	Vam
Manipura	Bauchmitte auf Nabelhöhe	Feuer	orangerot	gelb	wollen, sich behaupten, Begeisterung und Willenskraft entwickeln	sehen	o wie in Sonne	Ram
Anahata	Mitte der Brust	Luft	blau	grün	lieben, sich verbinden	tasten	a	Yam
Vishuddha	Hals	Äther / Raum	violett	blau	kommunizieren, seine Wahrheit sagen	hören	e	Ham
Ajna	Mitte des Kopfes auf Stirnhöhe	Geist	weiß	violett	Intelligenz, Intuition und Vision entfalten	denken	i	Om
Sahasrara	Scheitelpunkt			lila	sich mit dem Göttlichen verbinden, göttliche Gnade empfangen		m	

Wie die Nadis können auch die Chakren verstopft sein, und es gilt, sie zu reinigen. Hierzu gibt es die verschiedensten Möglichkeiten, und ich kann Sie nur ermutigen, damit zu experimentieren.

- Sie befassen sich im Alltag mit den entsprechenden Aufgaben.
- Sie lösen psychische Blockaden oder heilen seelische Verletzungen in den verschiedenen Lebensbereichen.
- Sie verbinden sich mit den genannten Elementen in der Natur oder in der Vorstellung.
- Sie visualisieren die Farben der Elemente im Innern der Chakren oder die Farben des Regenbogens in der nach außen strahlenden Aura.
- Sie singen die entsprechenden Laute oder Mantren und konzentrieren sich dabei auf die Chakren. (Mehr über Mantren in Kapitel IV-3.)
- Sie reinigen die Chakren mit Elementen. Hierzu kreisen Sie mit der Hand gegen den Uhrzeigersinn um die Kshetras (Ausstrahlungen). Das löst die Unreinheiten, die Sie sodann einem Element übergeben können, zum Beispiel dem Feuer oder Wasser. Danach schließen Sie die Chakren wieder, indem Sie sie im Uhrzeigersinn drehen.
- Sie machen die Schnellatmung und konzentrieren sich nach dem Ausatmen auf die Chakren bzw. Kshetras im Dammbereich, an der Körpervorderseite und am Scheitelpunkt. Dabei übergeben Sie der Natur alles Trübe und Verbrauchte, auf dass neues Leben entstehen möge.
- Sie atmen durch die Kshetras hindurch zum Chakra hin ein und spüren oder visualisieren, dass Sie frisches, reines Prana aufnehmen. In der darauffolgenden Atempause absorbieren Sie das Prana und erlauben, dass es das Chakra reinigt. Dann atmen Sie alles Trübe und Verbrauchte aus. In der Pause danach lassen Sie los.
- Sind die Chakren ausreichend gereinigt, gehen Sie beim Einatmen tief nach innen und verbinden sich in der Atempause mit dem Licht und den besonderen Qualitäten dieses Chakras. Beim Ausatmen lassen Sie es nach außen strömen, und in der Pause danach lassen Sie los.

Das Energiesystem kann aber nicht nur verunreinigt sein, sondern auch unausgewogen. Dann sind manche Chakren riesengroß, andere winzig oder gar verschlossen. Wie bedauerlich das ist, zeigt eine Geschichte über Mullah Nasruddin:

Eines Tages ging er durchs Dorf und rief:

„Kommt alle auf den Marktplatz. Dort spiele ich das allerschönste Lied für euch."

Als alle sich dort versammelt hatten, nahm Mullah Nasruddin seine Gitarre und zupfte eine Saite: Pling. Immer wieder nur diese eine Saite: Pling, pling, pling.

„Das soll ein Lied sein?", murrten die Dorfbewohner. „Und noch dazu das allerschönste?"

„Aber sicher doch", erwiderte der Mullah. „Ich habe nämlich herausgefunden, welche Saite am allerschönsten klingt. Und die spiele ich jetzt."

Pling, pling, pling.

Wenn Sie Ihr Lebenslied spielen, werden Sie einige Saiten womöglich besonders oft anklingen lassen. Oder Sie spielen eine bestimmte Saite so, dass es die Menschen zu Tränen rührt oder in helle Begeisterung versetzt. Doch auch die anderen Saiten werden gebraucht. Darum sollten – zumindest für eine Weile – vor allem die kleinen oder verschlossenen Chakren bearbeitet werden.

Ich selbst habe mich in jungen Jahren gern im Herz-Zentrum gesammelt und die Verbindung nach oben gesucht, was mir großes Glück geschenkt hat. Doch mit Mitte dreißig machte sich eine starke Knie- und Hüftgelenksarthrose bemerkbar. Ich konnte höchstens zehn Minuten schmerzfrei gehen und litt oft unter Dauerschmerzen. Von der Schulmedizin hatte ich keine Heilung zu erwarten, da der Knorpel bereits zerstört und die Knochen schon stark angegriffen waren. Mit spätestens fünfzig, sagte mir der Orthopäde, würde ich im Rollstuhl sitzen. Damit konnte ich mich nicht abfinden und suchte nach alternativen Selbstheilungs-Methoden. Vor allen Dingen stärkte ich das Wurzel-Zentrum und arbeitete an den damit verbundenen Themen. Nach einigen Jahren verschwanden die Schmerzen. Inzwischen habe ich die fünfzig überschritten und gehe immer noch schmerzfrei und ohne Ersatzteile durchs Leben.

Noch immer achte ich darauf, mich ausreichend zu erden. Doch vor einigen Jahren begann ich auch das Ajna-Zentrum für mich zu entdecken und genieße die geistige Stabilität, mit der die Konzentration darauf einhergeht. Inzwischen verbinde ich diese in meiner täglichen Praxis mit der Erdung, der Öffnung des Herzens und der Verbindung zum Himmel.

Wenn Sie gleich das ganze System harmonisieren möchten, dann empfehle ich Ihnen den kleinen Kreislauf, durch den Sie Überschüsse abbauen und Mängel auffüllen können. Diese wunderbare Übung tut allen Doshas gut und harmonisiert das ganze Energie-System. Außerdem gleicht sie die grundlegenden Polaritäten aus: Die Körpervorderseite ist weich und empfänglich, also Tha – Mond; die Körperrückseite hart und robust, also Ha – Sonne.

Übrigens gehört der kleine Kreislauf auch zum Grundrepertoire der daoistischen Energiearbeit. Allerdings unterscheidet man hier – wie auch ich es tue – zwischen dem Zentralkanal in der Körpermitte und den Kanälen an der Körpervorder- und -rückseite, durch die die Energie im kleinen Kreislauf strömt. Doch für die Übung ist das unerheblich. Egal, nach welchem System Sie üben und wie Sie die einzelnen Kanäle nennen, immer wandern Sie mit der Aufmerksamkeit hinten hinauf bis zur Schädeldecke und vorn wieder hinunter bis zum Dammbereich. Und immer legen Sie die Zunge an den Gaumen, um den Kreislauf zu schließen.

Übung: Der kleine Kreislauf

Kommen Sie in eine aufrechte und entspannte Sitzhaltung und legen Sie die Zunge an den Gaumen.

Verweilen Sie mit der Aufmerksamkeit im Nabel-Zentrum, bis es sich lebendig anfühlt. Wenn es Ihnen hilft, können Sie sich dort ein Licht vorstellen oder durch das Nabel-Zentrum atmen. Sobald sich dort ein deutliches Energiegefühl eingestellt hat, was durchaus eine Weile dauern kann, gehen Sie weiter zum Unterbauch, bis Sie auch dort eine Energie-Wahrnehmung haben. Machen Sie so weiter und spüren Sie nacheinander die Energiepunkte am Damm, am Kreuzbein, der Lenden- und Brustwirbelsäule, des Nackens und des Hinterkopfes bis zum Scheitelpunkt. Von dort aus wandern Sie mit der Aufmerksamkeit wieder nach unten über Stirn, Kehle und Brust bis zum Nabel, wo Sie die Energie einsammeln und sich zentrieren.

Sie wissen nun, wie Sie Prana, Chakren und Kanäle reinigen und harmonisieren können. Das allein wird die Lebensenergie schon reichlicher fließen lassen. Wir schwimmen ja in einem Meer von Prana. Wir müssen uns nur dafür öffnen, zum Beispiel durch die in diesem Kapitel genannten Methoden.

Allerdings sind einige Zentren und Kanäle manchmal so blockiert, dass wir den Prana-Druck erhöhen müssen, um alte Ablagerungen und Verhärtungen auflösen und herauswaschen zu können.

So gehen Reinigung und Energie-Erhöhung Hand in Hand: Durch offene, reine Kanäle fließt mehr Prana; und jedes Mehr an Prana reinigt die Zentren und Kanäle.

Wie Sie Ihr Energie-Niveau anheben können, erfahren Sie im nächsten Kapitel.

3. Mehr Prana für ein besseres Leben

Prana ist ein ganz besonderer Stoff.

Schade, dass es keine Prana-Tankstellen gibt. Dann könnten wir regelmäßig auftanken und die Energie genießen: Das Wohlbehagen und die Wonneschauer übertreffen alle sinnlichen Freuden. Wir könnten die Energie auch in den Körper strömen lassen und hätten immer genug Kraft für unsere Aufgaben, für Heilung und Regeneration. Wir könnten unser Immunsystem stärken und allen Grippe-Wellen mit einem Lächeln begegnen. Oder wir könnten die Energie in den Geist strömen lassen und hätten gute Laune und frische Ideen, viel Freude und Mitgefühl sowie die Kraft, uns und die Welt zum Guten zu verändern.

Nur leider gibt es solche Prana-Tankstellen nicht, auch wenn in der Esoterik-Szene zum Teil recht abenteuerliche Versprechungen kursieren. Hier können Sie sich viel Geld und Enttäuschungen ersparen, wenn Sie erkennen, dass Energie-Übertragungen von anderen Leuten in der Regel schnell versickern. Zwar können sie mitunter als eine Art Initialzündung die spirituelle Entwicklung in Gang setzen. Doch wenn wir dauerhaft Kraft und Heilung erfahren wollen, müssen wir unser Denken und Fühlen, Reden und Handeln verändern und die Verantwortung für unseren Zustand übernehmen, auch auf der energetischen Ebene.

Wollen wir also mehr Energie haben, dann müssen wir selbst etwas dazu tun, zum Beispiel durch die bereits besprochene Reinigung, aber auch durch Energie erweckende Übungen und bewusstes Energie-Management.

Das Prana-Konto pflegen

Was machen Sie, wenn Sie reich werden wollen? Oder wenn Sie etwas Größeres anschaffen möchten, ohne sich in Schulden stürzen zu müssen?

Natürlich wissen Sie es: Sie müssen eine Weile mehr Geld einnehmen als Sie ausgeben, also sparen. So ähnlich geht das auch mit dem Prana: Für höhere Aufladung und dauerhafte Veränderungen brauchen wir in der Regel einen Überschuss an Prana, und den bekommen wir oft nur durchs Sparen. Darum schauen wir einmal, wie wir die im vorletzten Kapitel beschriebenen Vayus, die verschiedenen Prana-Arten, auf unser Energie-Konto einzahlen können.

Einen Überschuss an Udana-Vayu sammeln Sie, wenn Sie einfach mal für eine Weile schweigen, denn dieses Prana ist zuständig für Kommunikation, Nerven und Gehirn. Fühlen Sie sich nervlich erschöpft oder müssen Sie im Alltag viel reden, dann kann eine Schweige-Auszeit Wunder wirken. Vorausgesetzt, die Menschen, mit denen Sie leben, können damit umgehen oder Sie machen diese Übung in dem geschützten Rahmen eines Schweige-Retreats. Auch Entspannung pflegt dieses Vayu. Besonders, wenn sie über die muskuläre Entspannung hinausgeht. Bemerkbar macht sich das durch ein Gefühl der Weite. Jene Weite, die Sie vielleicht schon einmal auf dem Gipfel eines Berges erlebt haben. Oder wenn Sie in der Meditation das Gefühl haben, Sie könnten Ihr Gewahrsein kilometerweit ausdehnen. Wie eng und verknotet fühlen wir uns dagegen in Stresszuständen! Wenn Sie die Entspannung noch weiter vertiefen, mag sich ein Gefühl der Leichtigkeit einstellen. Als könnten Sie fliegen, ganz leicht und frei, wie in manchen Träumen. Das Udana-Vayu ist ja auch für Astralreisen zuständig und regeneriert sich darum auch im Schlaf. Besonders intensiv und erholsam „schlafen" Sie in einer gut angeleiteten Tiefenentspannung: Zuerst wird der Körper entspannt. Hierzu können Sie ihn durchspüren oder die progressive Muskelentspannung anwenden. Dann beobachten Sie den Atem und lassen beim Ausatmen ein Gefühl der Weite entstehen. Auf diese Weise dehnen Sie den Energiekörper aus. Zuletzt nehmen Sie Verbindung auf zum Gefühl der Leichtigkeit im Körper, als würden Sie schweben. Durch innere Bilder können Sie diesen Prozess noch fördern. Zum Beispiel können Sie im Geist eine Flaumfeder beobachten, in einem Fesselballon fliegen oder auf einer weißen Wolke schweben.

Das Vyana-Vayu, das für Bewegung zuständig ist, regeneriert sich ebenfalls durch Schlaf und Entspannung, aber auch durch Yoga-Asanas, wenn Sie bewusst und entspannt darin verweilen können. Darum werden Sie in Yoga-Stunden immer wieder gebeten, nachzuspüren, welche Muskeln Sie gerade nicht benötigen, um sie dann zu lösen.

Durch Fasten sammeln Sie Samana-Vayu, das unter anderem die Verdauung steuert. Erinnern Sie sich, wie matt und träge Sie sich oft nach einer üppigen Mahlzeit fühlen? Wieso eigentlich? Die Nahrung könnte sich doch auch in Lebensenergie verwandeln. Tut sie aber nicht. Überflüssige Kalorien werden in der Regel in Fett verwandelt und verbrauchen dabei viel Samana-Vayu.

Das für die Sexualität zuständige Apana-Vayu verlieren wir oft unfreiwillig durch einen schwachen oder verspannten Beckenboden. Bewusste Entspannung und ein guter Muskeltonus in diesem Bereich schenken darum viel Vitalität und Lebendigkeit. Da im Orgasmus viel Apana-Vayu herausgeschleudert wird, versucht man im so genannten linkshändigen Tantra, diese Energien im Körper zu behalten und in die oberen Energie-Zentren zu führen. Doch auch durch Enthaltsamkeit lässt sich Apana-Vayu sammeln. Diese wird auf dem Yoga-Weg aber nicht gefordert. Hier gibt es keinen Druck und Zwang, nur den Hinweis, dass sexuelle Enthaltsamkeit für manche Menschen auf dem spirituellen Weg wichtig und notwendig sein kann, zumindest zeitweise. Vorausgesetzt, sie wird gern und freiwillig geübt und das Prana wird in spirituelle Energie verwandelt und nicht in Frust oder Sexual-Fantasien.

Besonders viel Energie können wir sammeln, wenn wir uns zeitweise des Prana-Vayus enthalten. Ist es doch nicht nur für die Atemfunktion zuständig, sondern auch für den mächtigsten aller Instinkte, den des Überlebens. Dieser wird bei Atemnot besonders stark aktiviert. Deshalb können Menschen sich zwar auf jede nur denkbare Weise umbringen, nicht aber dadurch, dass sie willentlich aufhören zu atmen. Zeitweise können wir allerdings sehr wohl den Atem anhalten. Dann fließt besonders viel Prana-Vayu und kann in spirituelle Energie verwandelt werden, wenn wir den Geist entsprechend ausrichten. Noch einen weiteren positiven Effekt hat das Atemanhalten: Es trainiert das Atemsystem und verbessert den Gasaustausch in den Lungenbläschen, sodass die Atemfrequenz langfristig sinkt. Der Atem wird also mit der Zeit immer ruhiger, immer feiner. Das beruhigt auch den Geist und spart viel Energie, denn aufgewühlte Emotionen gehören zu den gierigsten Energie-Fressern.

Die enge Verbindung zwischen Geist und Atem ist Ihnen sicher schon oft bewusst geworden: Aufregung macht den Atem schnell und unregelmäßig, während Entspannung oder Meditation ihn beruhigt. Hier mag der Atem manchmal sogar ganz aussetzen. Dies gilt vielen Yogis und Yoginis sogar als die höchste Atem-Übung. Doch eigentlich ist das keine Übung mehr. Es geschieht einfach, wenn der Geist vollkommen still geworden ist.

Der Geist wirkt über den Atem also auch auf die Energie. Darum wird er gern in die yogische Energie-Arbeit mit einbezogen.

Sanfte Energie-Erhöhung durch Geist, Körper und Atem

Erste Erfahrungen mit der geistigen Unterstützung haben Sie ja bereits gemacht: Bei der Reinigung der Energiezentren und -kanäle haben Sie sich vorgestellt, Sie nehmen frisches Prana auf und lassen alles Trübe, Verbrauchte gehen.

Auch Affirmationen unterstützen die Energiearbeit. Zum Beispiel können Sie sich beim Ausatmen sagen: Ich lasse gehen, was mir nicht länger dienlich ist. In der darauffolgenden Atempause sagen Sie: Ich lasse los. Beim Einatmen: Ich öffne mich für die göttliche Energie. In der Pause danach: Ich bin erfüllt von göttlicher Energie. Haben Sie Ihr Energie-System ausreichend gereinigt, können Sie die Energie beim Ausatmen auch ausstrahlen lassen und sich beispielsweise sagen: Göttliche Energie strahlt aus in alle Richtungen. Und in der Pause danach: Ich bin umgeben von göttlicher Energie.

Durch den Geist können Sie stärker auf das Energie-System einwirken als durch jedes andere Mittel – oder auch so gut wie überhaupt gar nicht. Alles steht und fällt mit Ihrer Konzentrationsfähigkeit. Diese können Sie schulen. Zum Beispiel sind Mantren und Vokale eine wunderbare Konzentrationshilfe: Hören Sie den Klang und spüren Sie die Vibration in dem entsprechenden Chakra (siehe Tabelle Seite 123), dann kann der Geist sich in der Wahrnehmung sammeln. So wird er zu einem Brennglas, das die Energien bündelt und auflädt.

Doch nicht nur den Geist, sondern auch den Körper können Sie in die Energiearbeit mit einbeziehen, zum Beispiel durch Asanas, die körperlichen Yoga-Übungen. Das intensive Strecken und Beugen löst Blockaden, reinigt die Nadis und öffnet die Chakren.

Verstärken können Sie die Wirkung, wenn Sie sich dabei auf die Chakren konzentrieren, zum Beispiel beim Sonnengruß.

Übung: Sonnengruß mit Chakrenkonzentration

1. Arme heben: Scheitel-Chakra. 2. Hände rechts und links neben die Füße: Wurzel-Chakra. 3. Rechtes Bein nach hinten setzen zur Reiterstellung: Stirn-Chakra. 4. Linkes Bein zurück in den Stütz: Sakral-Chakra. 5. Knie, Brust und Stirn zu Boden: Nabel-Chakra. 6. Ober-

körper heben in die Kobra: Herz-Chakra. 7. Gesäß nach hinten oben in den Hund: Wurzel-Chakra. 8. Rechtes Bein zwischen die Hände in die Reiterstellung: Stirn-Chakra. 9. Linkes Bein vor, in die Vorbeuge: Wurzel-Chakra. 10. Arme heben: Scheitel-Chakra. 11. Arme senken: Alle Chakren gleichzeitig.
Bei der nächsten Runde setzen Sie zuerst das linke Bein zurück und später wieder vor.

Auch die Asanas lassen sich mit Chakren-Konzentration verbinden. Welche Position auf welches Chakra wirkt, erfahren Sie in den Yogastunden für Fortgeschrittene. Hier nur einige Beispiele: Der Fisch wirkt auf das Anahata-Chakra in der Mitte der Brust, der Schulterstand auf das Vishuddha- Chakra im Hals und die Vorbeuge im Sitzen auf die unteren Chakren. Eine der energetisch wichtigsten Übungen ist der Drehsitz. Er aktiviert das Sonnen-Zentrum, öffnet den Zentralkanal und spricht das Ajna-Chakra im Kopf ebenso an wie das Muladhara- und das Sahasrara-Chakra an den Enden der Wirbelsäule. Vorausgesetzt, Sie können längere Zeit konzentriert und gelöst im Drehsitz verweilen.

Doch nicht nur durch Körper und Geist können Sie den Fluss der Lebensenergie beeinflussen, sondern vor allem auch durch Atemübungen. Diese können die energetische Wirkung von Asanas sogar überlagern. Zum Beispiel wirken Vorbeugen normalerweise lösend und entspannend. Machen Sie darin aber die Schnellatmung, dann können Sie sogar in der Vorbeuge Energie aktivieren.

Für eine sanfte und dennoch intensive Energie-Erhöhung empfehle ich das Atmen mit Reibelaut, den Ujjayi-Atem. Er hält die Aufmerksamkeit ganz natürlich beim Atem, sodass der Geist als Brennglas fungieren kann. Übrigens wird in manchen Power-Yoga-Stunden fast durchgängig mit Reibelaut geatmet.

Wenn Sie nicht recht wissen, wie das geht, dann lassen Sie es sich von einer/m Yogalehrer/in zeigen. Vielleicht hilft es Ihnen auch, sich den Klang im Service-Bereich meiner Webseite anzuhören. Wenn Sie mit der Übung nicht zurechtkommen, summen Sie stattdessen. Das hat einen ähnlichen Effekt.

Übung: Ujjayi

Kommen Sie in eine aufrechte und entspannte Sitzhaltung. Verengen Sie die Luftröhre im Hals und atmen Sie tief und regelmäßig durch die Nase. Schnarchen, stöhnen oder röcheln Sie nicht, sondern lassen Sie den Atem „rauschen", sanft und regelmäßig, anstrengungslos. Beim Einatmen ebenso wie beim Ausatmen.
Bleiben Sie mit der Aufmerksamkeit beim Atem.
Spüren Sie, wie das Prana beim Einatmen ins Sonnen-Zentrum strömt und erlauben Sie, dass in der darauffolgenden Atempause diese große Batterie Ihres Körpers aufgeladen wird. Beim Ausatmen verströmen Sie das Prana oder lassen es dorthin fließen, wo es gebraucht wird. Genießen Sie den tiefen Frieden in der Stille nach dem Ausatmen.

Haben Sie gespürt, wie viel in den Atempausen passiert?
Mit Atempausen haben wir ja bereits experimentiert. So haben wir in der Regel gleich lange Pausen nach dem Ein- und dem Ausatmen gemacht, um die Balance zu halten. Zur Entspannung haben wir die Pause nach dem Ausatmen verlängert. Energieanregend wirken hingegen die Pausen nach dem Einatmen.

Ob das Ihren Doshas und Ihrer körperlichen Verfassung zuträglich ist, müssen Sie selbst entscheiden. Sind Sie hyperaktiv, nervös und gehetzt, würde ich von Pausen in der Atemfülle abraten. Ebenso bei Erkrankungen von Herz, Lunge oder Bauchorganen, bei Epilepsie, Bluthochdruck oder grünem Star. Achten Sie auf die Signale Ihres Körpers und sprechen Sie gegebenenfalls mit Ihrem Arzt oder Ihrer Ärztin.

Sind Sie gesund und im Gleichgewicht oder leiden Sie gar an einer Kapha-Störung, also einem Übermaß an Trägheit und Müdigkeit, dann können verlängerte Pausen in der Atemfülle heilsam wirken. Füllen Sie die Lunge zu 2/3 mit Luft und halten Sie den Atem an, so lange es Ihnen ohne Zwang und Druck möglich ist. Atmen Sie dann tief aus und wiederholen Sie die Übung einige Male.

Später können Sie das Atemanhalten mit den bereits bekannten Atemübungen kombinieren, also mit der Ujjayi-, der Wechsel- oder der Schnellatmung, die auf diese Weise zu Kapalabhati wird.

Übung: Kapalabhati

Kommen Sie in eine aufrechte und entspannte Sitzhaltung und atmen Sie einige Male tief und entspannt mit dem Bauch ein und aus.

Beginnen Sie mit der Schnellatmung, das heißt, beim Ausatmen ziehen Sie den Bauch kurz und kräftig ein. Beim Einatmen lassen Sie los, sodass der Bauch wieder herauskommt. Wiederholen Sie das 20 bis 40 mal oder so oft, wie es Ihnen angenehm ist.

Atmen Sie dann ein- oder zweimal sehr tief ein und aus. Füllen Sie sodann die Lunge zu 2/3 mit Luft und halten Sie den Atem an, bis der Körper von sich aus weiteratmen möchte. Konzentrieren Sie sich in der Atempause auf das Sonnengeflecht und spüren Sie, wie es energetisch aufgeladen wird.

Atmen Sie einmal tief durch und beginnen Sie dann wieder mit der Schnellatmung. In der folgenden Atempause ziehen Sie die Energien des Bauches hinunter ins Kanda, ins Erd-Zentrum.

Nach der dritten und letzten Phase des heftigen, schnellen Atmens ziehen Sie die Energie vom Kanda durch den Zentralkanal hoch zum Kopf. Kapalabhati heißt übersetzt „scheinender Schädel". Spüren Sie die Weite und die Leichtigkeit. Lassen Sie Ihr Licht weithin ausstrahlen.

Beschließen Sie die Übung mit einer Phase der ruhigen Atem-Beobachtung.

Wenn Sie die Technik beherrschen, lösen Sie sich aus der Haltung des Machens und kommen ins Geschehenlassen. Werden Sie sich Ihrer selbst auf der Energieebene bewusst. Das bringt Sie auf eine höhere Bewusstseinsstufe.

Möchten Sie die Energie noch mehr anregen, dann üben Sie Bhastrika, den Feueratem. Hierbei atmen Sie – wie bei Kapalabhati – kurz und kräftig aus. Das Einatmen lassen Sie aber nicht passiv geschehen, sondern atmen so kräftig ein, dass der Bauch vorschnellt.

Der Feueratem kann sehr viel Hitze erzeugen. Vor allem, wenn Sie erhitzende Speisen oder Getränke zu sich genommen haben. Der Fleischkonsum sollte bei intensiven Energieübungen zumindest eingeschränkt werden. Alkohol ist strikt zu meiden. Achten Sie auch auf einen harmonischen, ausgeglichenen Gemütszustand. Vor allem hitzige Gefühle wie Wut und Ärger könnten sich sonst noch verstärken.

Haben Sie Ihr System versehentlich überhitzt, dann können Sie auch auf energetischem Wege gegensteuern. Kühlend wirken zum Beispiel Sitali oder Sitkari. Hierbei atmen Sie durch den Mund über die längs oder quer zusammengerollte Zunge ein und durch die Nase wieder aus. Beruhigend und abkühlend wirken auch lange Pausen nach dem Ausatmen oder die Konzentration auf den Atemstrom in der Nase. Kalte Getränke und kalte Duschen, sattwige Ernährung und ruhige erdende Tätigkeiten in der Natur tragen ebenfalls zur Kühlung bei.

Wenn die Energie hingegen zu kalt und träge ist, können fortgeschrittene Atemübungen den Zustand verbessern.

Intensives Pranayama

Spüren Sie die Bewegungen von Zwerchfell, Unterbauch und Beckenboden und können Sie diese Muskeln willkürlich anspannen und lösen, dann sind Sie reif für fortgeschrittenere Yoga-Atemübungen, bei denen Sie so genannte Bandhas setzen, Muskelsperren, die die Energie bündeln und aufladen.

Um die Bandhas kennenzulernen, setzen wir sie zunächst beim Ausatmen. Hierbei sind keine Vorsichtsregeln zu beachten, da Sie damit nur die natürliche Bauchatmung unterstützen. Das reinigt und harmonisiert das ganze Energiesystem.

Übung: Die Bandhas kennenlernen

Kommen Sie in die Entspannungslage auf dem Rücken und winkeln Sie die Beine so an, dass die Füße auf dem Boden stehen.

Atmen Sie tief mit dem Bauch ein und aus: Beim Einatmen hebt sich der Bauch, beim Ausatmen sinkt er wieder.

Uddhiyana Bandha: Unterstützen Sie nun das Ausatmen mit dem Unterbauch. Ziehen Sie ihn ein, sodass der Nabel sich der Wirbelsäule nähert, als wollten Sie den Reißverschluss einer allzu engen Jeans hochziehen. Beim Einatmen lassen Sie los, und der Bauch hebt sich wieder. Wiederholen Sie das einige Male.

Mula Bandha: Ziehen Sie beim nächsten Ausatmen den Beckenboden zusammen und nach innen hoch Richtung Brustkorb. Beim Einatmen lösen Sie das Mula Bandha wieder. Wiederholen Sie das so lange, wie es Ihnen angenehm ist.

Jalandhara Bandha: Ziehen Sie nun beim Ausatmen das Kinn Richtung Hals.

Maha Bandha: Setzen Sie nun alle drei Bandhas gleichzeitig. Sie atmen also ein, und beim Ausatmen ziehen Sie den Beckenboden zusammen und nach innen Richtung Brustkorb, den Nabel Richtung Wirbelsäule und das Kinn Richtung Hals.

Wenn Sie die Bandhas im Liegen gut beherrschen, setzen Sie sie im Stand oder in einer aufrechten und entspannten Sitzhaltung. Achten Sie hierbei besonders darauf, dass Sie beim Jalandhara Bandha weder Kopf noch Oberkörper vornüber hängen lassen. Vielmehr ziehen Sie den Nacken lang und üben einen sanften Druck auf die Kehle aus. Der Oberkörper bleibt aufrecht und die Schultern bleiben unten und hinten. Das erleichtert den Energiefluss durch die Brust- und Halswirbelsäule. Außerdem entspannt es den Nacken und harmonisiert die Schilddrüsentätigkeit.

Um den Prana-Druck zu erhöhen, setzen Sie Mula und Jalandhara Bandha in der Atemfülle. Das erdet und füllt die unteren Chakren, fördert die Verdauung, schenkt Vitalität und Lebenslust und hilft bei niedrigem Blutdruck, Übergewicht und Schilddrüsenunterfunktion.

Dennoch gilt es zu bedenken, ob Ihre körperliche Verfassung den Druck zulässt. Beachten Sie hierzu bitte auch die Kontraindikationen, die ich weiter oben genannt habe, als es um die Pausen nach dem Einatmen ging. Ich hoffe auch, Sie haben sich eine sattwige Lebensweise angewöhnt, denn die Energie-Erhöhung wird das verstärken, was da ist.

Übung: Den Prana-Druck erhöhen

Kommen Sie in eine aufrechte und entspannte Sitzhaltung und üben Sie eine Weile die tiefe, natürliche Bauchatmung.

Wenn Sie sich bereit fühlen, dann füllen Sie die Lunge zu 2/3 mit Luft, halten den Atem an und setzen Mula Bandha. Das Zwerchfell drückt dabei nach unten, während der Beckenboden zusammen und nach innen hochgezogen wird. Sie komprimieren also den Bauchraum durch die Aktivierung von Zwerchfell und Beckenboden. Atmen Sie nach einer Weile tief und entspannt weiter und wiederholen Sie die Übung.

Wenn Sie den Effekt verstärken wollen, aktivieren Sie in der Atemfülle zusätzlich die Unterbauch-Muskulatur. Sie setzen also kein volles Uddhiyana Bandha, was nur nach dem Ausatmen möglich ist, achten aber dennoch darauf, dass der Bauch nicht herauskommt, während Sie Mula Bandha setzen und gleichzeitig das Zwerchfell nach unten ziehen (siehe Skizze). Atmen Sie nach einer Weile tief und entspannt weiter und wiederholen Sie die Übung.

Wenn Sie das beherrschen, können Sie das Mula Bandha des Beckenbodens schon beim Einatmen setzen und mit dem Unterbauch dagegen halten. Das Zwerchfell bewegt sich derweil Richtung Beckenboden. Das ist sehr, sehr wichtig, denn sonst würden Sie nur die oberen Lungenspitzen füllen und zu viel Druck auf Herz und Lunge ausüben.

Wiederholen Sie das einige Male und bleiben Sie zum Schluss eine Weile still sitzen. Beobachten Sie die natürliche Bauchatmung und genießen Sie den Fluss der Lebensenergie, der intensives Wohlbehagen schenkt.

Am besten fließt das Prana, wenn Sie nach der Kompression bewusst loslassen und entspannen. Kommen Sie darum bitte auch nicht auf die Idee, eine Dauerverspannung in Ihrem Beckenboden einzurichten – das wäre kontraproduktiv. Oder nur noch mit Bandhas atmen zu wollen – damit würden Sie Ihr System auf ungesunde Weise überladen. Viel hilft nicht immer viel, wie wir am Beispiel des Essens sehen. Wir müssen die Energie auch verdauen können.

Vertragen Sie das Mehr an Prana gut, dann können Sie das Energie-Niveau weiter anheben. Kombinieren Sie hierzu die Prana-Kompression nach dem Einatmen mit den bereits bekannten Atemübungen, also Ujjayi oder Kapalabhati, Wechsel- oder Feueratmung.

Beim Energiekreislauf setzen Sie beim Einatmen Mula und Uddhiyana Bandha. Ziehen Sie dabei die Energie vorn hinunter bis zum Damm und halten Sie sie dort in der Atempause. Sie können Ihr Gewahrsein auch bis tief nach unten ausdehnen und sich mit Mutter Erde verbinden. Beim Ausatmen setzen Sie zusätzlich noch das Jalandhara Bandha, um die Wirbelsäule lang zu ziehen und den Energiefluss nach oben zu unterstützen. In der Atempause danach lösen Sie alle Bandhas und werden sich der offenen Weite über Ihrem Kopf bewusst. So harmonisieren Sie das gesamte System.

Bei größeren Ungleichgewichten können Sie einzelne Chakren auch gezielt anregen.

Ins Gleichgewicht kommen

Die drei unteren Energiezentren reagieren besonders gut auf das feine Zusammenspiel des Zwerchfells mit den tiefen Beckenmuskeln. Experimentieren Sie eine Weile damit, dann lernen Sie rasch, den Druck in einzelne Bereiche zu bringen, sei es in den Damm (Muladhara), den Unterbauch (Swadhisthana) oder in die Nabelgegend (Manipura). Möchten Sie eins der oberen Chakren anregen, dann erzeugen Sie die Energie zuerst in den unteren Kraft-Zentren und ziehen sie dann nach oben. Oder Sie atmen im Ujjayi und konzentrieren sich auf eines der oberen Chakren. Das Kehl-Zentrum lässt sich auch gut durch das Jalandhara Bandha anregen.

Ansonsten reagieren die oberen Chakren gut auf emotionale, geistige und meditative Methoden, die m. E. jede intensive Energiearbeit begleiten sollten. In den unteren Chakren schlummern ja sehr machtvolle Impulse: Urvertrauen, Sexualität und Macht. Haben Sie auf diesen Gebieten noch viel zu klären und zu bereinigen, dann könnte die Erweckung der unteren Chakren Sie aus dem Gleichgewicht bringen. Leichter zu bewältigen sind diese Turbulenzen, wenn Sie gelernt haben, sich im Ajna Chakra zu sammeln und geistig zu stabilisieren. Oder wenn Sie Ihr Herz öffnen und es mit Liebe und Freude füllen können. Schweben Sie hingegen zu oft in höheren Regionen oder reagieren Sie allzu emotional, dann kann die erdende Wirkung der unteren Chakren sehr heilsam wirken.

Alles ist ja eine Frage des sattwigen Gleichgewichts. Für die energetische Ebene bedeutet das: Die Energie ist weder zu hitzig und rajasig, noch zu träge und tamasig. Vielmehr fließt sie rein, klar und harmonisch durch die Nadis. Das wirkt heilsam auf Körper und Geist und kann zum spirituellen Erwachen beitragen. Mehr zu dem Thema im nächsten Kapitel.

4. Die spirituelle Dimension der Energie

Bisher haben wir nur über das Prana gesprochen, über die Lebensenergie, das Bindeglied zwischen Körper und Geist. In einer Analogie wäre das die Energie, die unsere irdischen Fahrzeuge antreibt. Für den Hausgebrauch reicht das allemal. Schließlich erreichen wir damit jeden beliebigen Ort auf der Erdoberfläche. Wollen wir aber zu den Sternen, dann brauchen wir Energie von einem ganz anderen Kaliber.

Betrachten wir nun also die kosmische Energie, die auch im Menschen wirkt als ein machtvoller evolutionärer Impuls.

Die Shakti auf der kosmischen Ebene

Da vor allem der Hatha Yoga den Körper und die Lebensenergie mit einbezieht, handelte dieser und der vorige Teil vor allem von den Lehren und Übungen dieses Yoga-Weges, der hierzulande der beliebteste ist. Er basiert unter anderem auf der in Kapitel I-1 und I-3 erwähnten tantrischen Philosophie, dessen Kosmologie und Schöpfungslehre ich an dieser Stelle kurz umreißen möchte.

Am Anfang, so heißt es, gab es nichts als Shiva – reines Bewusstsein, ohne Namen und ohne Form, ohne Anfang und ohne Ende. Irgendwann sehnte Shiva sich danach, sich selbst zu erfahren und sich seiner selbst bewusst zu werden. So gebar die Shakti – Shivas evolutionärer Impuls – aus sich selbst heraus die ganze Schöpfung.

Sie begann mit Nada – Ton oder Klang. Den Yoga-Lehren zufolge war „Om" der erste Klang, mit dem das wahrnehmbare Universum das reine Potenzial verließ und ins Dasein trat. Das erinnert an den Beginn des Johannesevangeliums: „Am Anfang war das Wort, und das Wort war bei Gott, und das Wort war Gott."

Doch was wäre das Wort ohne jemanden, der es hört? So entstand Bindu, die Samen-Existenz von allem, was ist, war und jemals sein wird. Entfalten konnte Bindu sich aber erst, als die Shakti Zeit und Raum erschuf. Es folgten Buddhi oder die Bewusstseins-Fähigkeit, das Ego oder individuelle Bewusstsein, die Sinnes- und Tatwerkzeuge und zuletzt die Elemente Äther, Luft, Feuer, Wasser und Erde.

Alles Seiende ist also eine Ausformung derselben kosmischen Energie. Auf den höheren Ebenen mag sie subtiler sein und zugleich machtvoller, da sie hinter den Kulissen das Schicksal webt. Doch überall wirkt und lebt dieselbe Shakti, die eins ist mit Shiva, dem höchsten Bewusstsein.

Ist das nicht wunderbar? Wir mögen noch so krank oder schwach sein, noch so zornig oder traurig, aus der allem zugrundeliegenden Einheit können wir dennoch nicht herausfallen. Niemals. Wir sind damit verbunden, waren es immer und werden es immer sein.

Allerdings sind wir uns dieser fundamentalen Einheit nicht immer bewusst. Vor allem dann nicht, wenn wir uns mit dem Körper identifizieren, denn körperliche Objekte erscheinen dem menschlichen Auge getrennt voneinander. In unserem kosmologischen Modell wird das so ausgedrückt: Im materiellen Erd-Element hat die Shakti sich am weitesten vom höchsten Bewusstsein entfernt. Hier kommt sie zur Ruhe und schläft, als habe sie Shiva vergessen. Doch sie tut nur so. Sie spielt ein kosmisches Spiel. Und so richtig schön wird es, wenn sie wieder zurückkehrt zu Shiva. Das erinnert an die Geschichte vom verlorenen Sohn und daran, wie innig und erfüllend das Beisammensein nach einer Trennung sein kann.

Doch warum machen wir überhaupt Erfahrungen, die denen auf der kosmischen Ebene gleichen?

Weil sich das kosmische Drama auch im Menschen abspielt, heißt es in der tantrischen Philosophie.

Die Kundalini im Menschen

Diese beruht auf der Analogie von Mensch und Universum, Mikro- und Makrokosmos. Das bedeutet: Vom Wesen her ist auch der Mensch reines, unendliches Bewusstsein, dessen Schöpfungsimpuls aus sich selbst heraus die verschiedenen Ebenen der Existenz erschafft und erhält. Auch im Menschen gibt es daher Nada, den inneren Klang, der in tiefer Meditation gehört werden kann (siehe Kapitel IV-3). Sein Bindu, die Samen-Essenz, enthält alles, was er je war, ist und sein wird. Er erfährt sich unter zeitlichen und räumlichen Bedingungen, kann sich seiner selbst bewusst sein, hat ein Ego, Sinnesorgane, Tatwerkzeuge und einen Körper, der aus den verschiedenen Elementen besteht.

Das Erd-Element wird im Menschen durch das Muladhara- Chakra reprä-
sentiert. Hier, am unteren Ende der Wirbelsäule, ruht die Shakti, in sich zusammengerollt wie eine Schlange. Darum wird sie auch Kundalini genannt,
von kundalin (skrt.), also geringelt oder Schlange. Die 3 ½ Windungen, in
denen sie sich zusammengerollt hat, symbolisieren die drei Gunas, die grundlegenden Qualitäten der Natur. Die zusätzliche halbe Windung bedeutet, dass
sie die Natur transzendiert, dass sie eins ist mit dem höchsten Bewusstsein.

Es scheint, als schliefe die Kundalini tief und fest im Erd-Zentrum. Doch
sie wartet nur darauf, geweckt zu werden, und zwar von Shiva, dem reinen
Bewusstsein.

In diesem III. Teil haben wir unser Bewusstsein für die Lebensenergie entwickelt. Das bedeutet: Wir haben die Kundalini gebeten, hinaufzusteigen ins
nächsthöhere Energie-Zentrum, ins Swadhisthana-Chakra, denn dieses ist
in besonderem Maße für die Lebensenergie zuständig, während das Wurzel-
Zentrum für den Körper zuständig ist, das Nabel-Zentrum für das Ich-Be-
wusstsein und die höheren Chakren für die feineren, geistigen und spirituellen Ebenen, auf die wir im nächsten Teil noch zu sprechen kommen werden.

Nun gibt es viele Menschen, die das Prana überhaupt nicht spüren. Für sie
ist nur wirklich, was man sehen und anfassen kann. Doch das beirrt niemanden, der das Strömen und Vibrieren der Lebensenergie selbst erlebt. Da zuckt
man halt mit den Achseln und denkt: Wozu debattieren? Mit Blinden spreche
ich ja auch nicht über die Schönheit von Farben.

Das tantrische Modell spricht in diesem Fall von Granthis oder Knoten im
Zentralkanal, die den Aufstieg der Kundalini behindern. Sie mag dann zwar
in allen Chakren aktiv sein, wird aber nicht bewusst erfahren und auch nicht
gelebt. Solange beispielsweise das so genannte Brahma-Granthi über dem
Wurzel-Zentrum geschlossen ist, können wir die Lebensenergie nicht bewusst
erfahren. Das Vishnu-Granthi oberhalb des Nabel-Zentrums hält Menschen
in einer ich-haften Grundhaltung fest. Sie mögen dann zwar fähig sein zu
heilen, außersinnliche Wahrnehmungen zu empfangen und Parkplätze zu
„manifestieren". Doch alles geschieht aus dem Ego heraus. Erst wenn sie diese Haltung überwinden, erfahren sie bedingungslose Liebe und Verbundenheit, den Wunsch zu dienen und Hingabe an das Göttliche. Doch auch diese
wonnevollen Gefühle müssen wir wieder loslassen. Dann öffnet sich auch
das Rudra-Granthi über dem Ajna-Chakra, und die Kundalini-Shakti kann
sich mit dem höchsten Bewusstsein im Scheitel-Zentrum vereinen. Meines

Erachtens ist das Ende des Weges damit aber noch nicht erreicht. Vielmehr sollten Bewusstheit und evolutionäre Kraft wieder herabkommen, um hier und jetzt gelebt zu werden.

Was ist nun mit Menschen, die über eine grobstoffliche Sicht der Wirklichkeit hinausgewachsen sind und dennoch keine pranischen Aktivitäten wahrnehmen? Nun, vielleicht ist das für sie allzu selbstverständlich. Vielleicht spüren sie es genauso wenig wie der Fisch das Wasser, in dem er lebt. Vielleicht ist ihre Kundalini bereits von Geburt an wach und auf dem Weg zum höchsten Bewusstsein.

Nach meinem Dafürhalten müssen die Chakren auch nicht fein säuberlich von unten nach oben geweckt werden. Dafür spricht zwar, dass sich leichter mit dem Körper und dem Atem arbeiten lässt als mit dem Geist, weshalb wir im Hatha Yoga auch mit den Asanas beginnen. Dennoch ist die Energie immer aktiv, im ganzen Menschen, nur eben nicht bewusst. Darum mögen manche Menschen sie durchaus im Herz-Zentrum erfahren, nicht aber im Sakral-Zentrum, das für feinstoffliche Wahrnehmungen zuständig ist. Wieder andere mögen erst dann in das Tollhaus der vitalen Instinkte hinabsteigen, wenn sie ihren Geist in einem erwachten Ajna-Chakra stabilisieren können.

Erwachen kann das Stirn-Zentrum zum Beispiel durch das Shambavi Mudra, das in der Hatha-Yoga-Pradipika beschrieben wird. Wenn Sie hierbei das Ajna-Chakra bis ins tiefste Innere, bis zur Sushumna, bewusst erfahren, kann sich hier das göttliche Selbst offenbaren.

Übung: Shambavi Mudra

Kommen Sie in eine aufrechte und entspannte Sitzhaltung, schließen Sie die Augen und konzentrieren Sie sich auf die Mitte der Stirn, etwas oberhalb der Augenbrauen. Achten Sie auf die Anzeichen pranischer Aktivität – Vibrieren oder Pulsieren, sanfter Druck oder ein Gefühl von Elektrizität. Wenn Sie nichts spüren, machen Sie vorher Pranayama und/oder atmen im Ujjayi.

Können Sie Ihr Bewusstsein gut bei der pranischen Aktivität halten, dann verlagern Sie es weiter nach innen, in den Kopf hinein. Achten Sie auf Lichter, die vor Ihrem inneren Auge erscheinen, zum Beispiel tanzende Lichtpunkte oder auch Lichtwirbel oder -nebel.

Wird das Bewusstsein noch tiefer nach innen gezogen, dann nehmen Sie den Hintergrund der Lichter wahr und spüren seine raumgleiche Qualität. Tauchen Sie ein in diese samten schimmernde Dunkelheit, die lilafarben sein kann, dunkelblau, schwarz oder von noch anderer Farbe. Sie sind nun auf der Ebene der Weisheit, der Intuition und Kreativität. Wird das Bewusstsein noch tiefer nach innen gezogen, sehen Sie weder Dunkelheit noch Licht. Sie fühlen auch nichts mehr und wissen dennoch: Alles ist gut.

Lösen Sie sich von dieser Erfahrung subtiler Wonne und gehen Sie noch tiefer nach innen, dann erreichen Sie den Zustand des reinen Seins, das sich verbunden weiß mit allem, was ist.

Auch mit geöffneten Augen können Sie sich im Ajna- Chakra sammeln, zum Beispiel beim Gehen, Geschirrspülen oder bei anderen, regelmäßig wiederkehrenden Tätigkeiten. Immer wieder können Sie sich im Innern des Kopfes zentrieren und schauen, ohne zu analysieren, zu benennen oder zu bewerten. Dabei werden Sie eine atemberaubend neue Welt entdecken, denn in diesem Raum des Gewahrseins darf alles sein. Alles nehmen Sie wahr, ohne Abwehr oder Verlangen, wach bewusst und in innerem Frieden.

Manche Yoga-Schulen beginnen auch mit der Öffnung des Scheitel-Zentrums und verbinden sich von hier aus mit dem höchsten Bewusstsein, dem transzendenten Licht. Vielleicht erinnern Sie sich an die Übung zur Reinigung der Nadis in Kapitel III-1. Hier haben wir uns ein Licht über dem Kopf vorgestellt und ihm erlaubt, uns zu durchströmen. Wird aus der Vorstellung Wirklichkeit, dann kann das Licht des höchsten Bewusstseins uns tatsächlich berühren und verwandeln. Sri Aurobindo sprach in diesem Zusammenhang von der Herabkunft des Supramentalen, das auf sanfte und zugleich sehr machtvolle Weise Körper und Geist transformieren kann.

Der Hatha Yoga geht in der Regel den umgekehrten Weg: Hier wird die evolutionäre Kraft der Kundalini zunächst im Wurzel-Zentrum geweckt und nach oben geführt.

Das Erwachen der Kundalini

Mitunter – so heißt es in den Yoga-Schriften – ist die Kundalini allerdings auch schon von Geburt an wach, oder sie erwacht zum Beispiel durch Gebet und Meditation, durch Askese, Drogen oder einen Unfall, aber auch durch die Methoden des Hatha Yoga, die schnell und direkt wirken können.

Gerade die fortgeschrittenen Pranayama-Übungen zielen ja darauf ab, die Energie zunächst im Wurzel-Zentrum anzuregen. Dann bringt die Kontraktion des Beckenbodens Ida und Pingala zusammen. So kann die Energie in den Zentralkanal strömen und – mit Unterstützung von Bandhas, Atem und Geist – nach oben steigen.

Dennoch können auch die ausgefeiltesten Übungs-Systeme und die heftigsten Atempraktiken die Kundalini-Shakti nicht zwingen. Wir können sie einladen und günstige Bedingungen schaffen, ja. Doch ob und wann sie zu ihrem geliebten Shiva eilt, liegt letztendlich nicht in unserer Hand.

Zudem können Körper und Geist bei ungenügender Vorbereitung heftig reagieren, weil die Kundalini sich durch zu viele Blockaden und Unreinheiten arbeiten muss. Auf der körperlichen Ebene kann es dann zum Beispiel zu Muskelzittern oder -zucken kommen, zu Hitze- oder seltener Kältegefühle, Schlaflosigkeit oder Schwankungen des Appetits. Manche Menschen glauben allerdings auch, ihre Kundalini sei erwacht, weil ihnen ständig heiß ist. Doch möglicherweise hat nur das feurige Pitta-Dosha überhandgenommen. Und wenn der Körper ständig „unter Strom" steht, leiden sie womöglich nur unter einer Übersteuerung des unruhigen Vata-Doshas.

Auf der seelischen Ebene können durch die Kundalini-Erweckung alte Traumata wieder bewusst werden, um endgültig gelöst zu werden. Nicht selten verursachen die Veränderungen auch starke Angstgefühle. Bei der Kundalini handelt es sich ja um die kosmische, schöpferische Energie, die das ungeheure, in uns schlummernde Potenzial entfalten möchte. Neue Talente und Fähigkeiten können sich entwickeln und neue Bewusstseinsebenen erfahren werden. Dabei kann sich die Psyche grundlegend wandeln. Alles, was einstmals wichtig war, schmeckt plötzlich schal und abgestanden, und man entwickelt „Hobbys", die von der Familie oder von Freunden belächelt und abgelehnt werden. Auch das normale Ich wird immer fadenscheiniger: Statt zu handeln oder zu reden, geschieht das Handeln und Reden durch uns hindurch. Statt etwas zu beobachten, öffnet sich ein Raum des Gewahrseins, in dem Wahrnehmungen aufscheinen und wieder verschwinden. Die tiefe Stille und die majestätische Heiterkeit in diesen Momenten sind aller Mühe wert. Doch wenn wir wieder in den „Normalzustand" zurückfallen, kann Angst aufkommen, denn das Ego fürchtet um sein Leben. Auch die radikalen Veränderungen auf allen Ebenen können Ängste schüren. Körper und Geist sind nun einmal Gewohnheitstiere und beschweren sich gern über Veränderungen, auch über positive.

Und solche führt die Kundalini herbei, denn das entscheidende Merkmal einer Kundalini-Erweckung sind anhaltende Zustände von Sat-Chit-Ananda, von Sein, Bewusstsein und Glückseligkeit. Wir erfahren das reine Ich-bin und werden uns bewusst, dass es immer und überall dasselbe ist. Oder anders ausgedrückt: Wir erleben das Göttliche in uns und überall. Wo immer wir sind, fühlen wir uns eingehüllt und geborgen in Seiner Liebe. Jede Berührung erleben wir wie von Seiner Hand. Jeder Klang ist Sein Gesang. Jede Farbe und jede Form sind Sein Licht und Seine Gestalt. Jedem Menschen, jedem Lebewesen wohnt Es inne als seine kostbarste Essenz, sein heiligstes Wesen. Wer das erlebt hat, wird bestätigen: Das ist die Wirklichkeit, das ist unser eigentliches Sein.

Doch warum leben wir nicht beständig darin?

Zum einen sicherlich aufgrund der sinnlichen Wahrnehmung, die uns voneinander getrennte Objekte vorgaukelt. Doch auch geistige Faktoren können unserem Glück im Wege stehen. Lesen Sie im nächsten Teil, wie Sie auch die geistigen Hüllen transparent machen können für Ihr wahres Selbst, für Sat-Chit-Ananda – Sein, Bewusstsein und Glückseligkeit.

IV

Das Glück im Geist

Wer schon einmal den harmonischen Fluss des Pranas gespürt hat, kann bestätigen: Dieses Wohlbehagen geht weit über das körperliche hinaus. Und wenn Sie sich an Ihre Liebesgefühle erinnern, dann dürften Sie dieses Glück intensiver empfunden haben als das körperliche oder energetische.

Mit negativen Gefühlen und Empfindungen ist es ähnlich. Wahrscheinlich wissen Sie heute kaum noch, wie sich das aufgeschlagene Knie in der Kindheit angefühlt hat. Seelischer Schmerz geht tiefer und bleibt länger haften, und ein böses Wort oder eine Verletzung kann das Gemüt auf Jahre vergiften.

Offenbar gibt es also so etwas wie eine Hierarchie der Ebenen, die sich im geistigen Bereich fortsetzt. Der Yoga beschreibt hier die Ebenen der Gefühle und Gedanken, der Weisheit und der Wonne. Sie alle gelten als Hüllen, die das innewohnende Glück der absoluten Ebene verschleiern (siehe das Hüllen-Modell auf Seite 10). Deshalb sind auch sie noch zu bearbeiten, transparent zu machen.

Stöhnen Sie jetzt innerlich, weil da noch so viel zu tun ist, nachdem Sie bereits Körper und Energie bearbeitet haben?

Dann mag es Sie trösten, sich an Folgendes zu erinnern: Die Shakti – alle Materie und alle Energie auf allen Ebenen des Seins – ist im Grunde eins mit Shiva, dem höchsten Bewusstsein. Sie war es immer und wird es immer sein. Sie sind also bereits am Ziel. Hier und jetzt sind Sie Sat-Chit-Ananda – Sein, Bewusstsein und Glückseligkeit. Wollen Sie sich dessen bewusst werden, dann reicht es, an einer einzigen Stelle genügend tief zu graben. Bereits durch eine einzige Mahlzeit (siehe Kapitel II-4) oder durch die Öffnung eines einzigen Energie-Zentrums (siehe Kapitel III-4) können Sie das höchste Bewusstsein erfahren.

Wollen Sie beständig darin leben, müssen Sie allerdings auch die anderen Hüllen noch bearbeiten. Doch was macht das schon, da Shiva-Shakti überall gegenwärtig ist? Oder anders ausgedrückt: Die Übungen machen Freude. Sie werden es sehen.

1. Der gewöhnliche Geist

Wollen wir wissen, welche geistigen Hindernisse unserem Glück im Wege stehen, dann können wir uns Patanjali zuwenden. In seinen Raja-Yoga-Sutren liefert er eine brillante Analyse des gewöhnlichen Geistes mit seinen Gedanken und Gefühlen, Konditionierungen und Verhaftungen. Außerdem beschreibt er – neben seinem berühmten achtgliedrigen Schulungsweg – zahlreiche Heilmittel gegen die so genannten Kleshas, die Leid schaffenden Faktoren von Verlangen und Abneigung, Furcht und Unwissenheit, die er in den Sutren II-3 bis 9 beschreibt.

Die Kleshas

Von der Unwissenheit war auch im vorigen Kapitel schon die Rede, als wir das tantrische Modell betrachtet haben. Hier hieß es: Bei den meisten Menschen schläft die Shakti-Kundalini im Wurzel-Zentrum. Das heißt: Sie wissen nichts von ihrer wahren, schöpferischen Natur. Auch Patanjali hält diese fundamentale Unwissenheit für die Wurzel allen Übels. Unglücklich sind wir, sagt er, weil wir unser wahres Sein vergessen haben, das ewige, göttliche Selbst, das er Purusha nennt.

Dennoch existiert der Mensch. Also muss er auch etwas sein, wird geschlussfolgert. Vielleicht sein Körper, seine Persönlichkeit oder sein Intellekt. Manche Menschen identifizieren sich auch mit ihrer Rolle in der Familie oder ihrem Beruf, ihrem Haus oder Auto, ihrer Partei oder ihren Doshas, ihren Meinungen und Ansichten, ihrer Asana-Praxis oder ihrem spirituellen Weg. Wenn Sie die Wer-bin-ich-Übung (siehe Seite 21 f.) gemacht haben, dann wissen Sie, was Sie fälschlicherweise für Ihr wahres Selbst halten oder gehalten haben.

Identifizieren wir uns mit etwas, das nicht das wahre Selbst ist, entsteht ein Ego, ein falsches Selbst. Da die meisten Menschen nur dieses kennen, hat zum Beispiel der Buddha gelehrt: Es gibt kein Selbst. Tatsächlich gleicht unsere wahre Natur mehr dem offenen Himmel oder einem Raum des Gewahrseins. Keinesfalls ist sie ein Etwas, das sich beschreiben ließe wie das Ego mit seinen Gedanken und Gefühlen, die mit dem Hier und Jetzt oft weniger zu tun haben als mit Mustern und Meinungen, Gewohnheiten, Irrtümern und fixen Vorstellungen, wie die Welt ist und zu sein hat.

Die vorherrschenden Tendenzen des Ego sind nach Patanjali Verlangen, Abneigung und Furcht. Auf der rein kreatürlichen Ebene stellen sie unser Überleben sicher. Die meisten Früchte schmecken süß, das ist angenehm, das will ich haben. (Verlangen.) Die meisten Gifte schmecken bitter, das ist unangenehm, das will ich nicht. (Abneigung.) Und wenn etwas mein Leben bedroht, dann fürchte ich mich und fliehe, kämpfe oder stelle mich tot. (Furcht.) Tiere habe keine Probleme damit. Und auch wir müssten keine Probleme damit haben. Der Wunsch nach einem guten Leben, nach Liebe und Erfüllung entspringt dem evolutionären Impuls der Shakti, die glückselig vereint ist mit dem höchsten Bewusstsein. Folgen wir doch ganz einfach diesem Impuls und seien wir glücklich damit.

Doch wer kann das schon?

Die wenigsten.

Und warum ist das so?

Wer einmal seine Probleme untersucht, wird feststellen: Meist beruhen sie darauf, dass man unbedingt etwas will, nicht will oder fürchtet. Und man hört die Stimme des Egos: Wie es jammert, schimpft und zittert. Wie es Kleinigkeiten aufbauscht zu lebensbedrohlichen Katastrophen. Doch das muss nicht sein, denn andere Menschen können in derselben Situation glücklich und zufrieden sein. Vermutlich tickt deren Ego einfach anders.

Tatsächlich entstehen die meisten Probleme dadurch, dass das Ego sich auf etwas Bestimmtes versteift. Wollen wir es elastischer machen, dann können wir bei seinen Grund-Tendenzen ansetzen, bei Verlangen, Abneigung und Furcht.

Das Verlangen zügeln

So können wir unser Verlangen zügeln und einmal ganz bewusst auf etwas verzichten. Das mag etwas so Banales sein wie Wein, Süßigkeiten oder der neueste I-pod. Oder auch etwas Tiefgreifendes wie der Wunsch nach einem bestimmten Arbeitsplatz, einem Kind oder einem bestimmten Partner. Manchmal bleibt uns nichts anderes übrig als loszulassen, wenn wir nicht bitter werden wollen.

Das bedeutet nicht, wir müssten nun auf alles verzichten, in Sack und Asche gehen und unter Brücken schlafen. Vielmehr dürfen und sollen wir unsere Talente und Fähigkeiten entfalten zum Wohl aller fühlenden Wesen. Bleiben wir dabei im Hier und Jetzt und lassen die innere Fülle nach außen strömen, dann werden wir zu einer Quelle des Glücks für uns und andere.

Unglücklich macht es hingegen, wenn wir uns im Mangel wähnen und den Kontakt zum Hier und Jetzt verlieren. Dann sind wir mit den Gedanken und Gefühlen ständig in der Vergangenheit bei den Ursachen für unsere Misere und/oder in der Zukunft, in der hoffentlich alles besser wird. Der Weg des Yoga aber zielt auf das Hier und Jetzt.

Um sich damit anzufreunden und in den Zustand der Fülle zu kommen, können Sie sich in Dankbarkeit üben. Denken Sie an das Gute, das jetzt da ist. Betrachten Sie alles, aber auch wirklich alles, woran Sie Freude haben und was Ihr Leben reicher und erfüllter macht. Gehen Sie ins Detail und erlauben Sie Ihrem Herzen, in Dankbarkeit zu schwelgen. Wenn Sie das regelmäßig üben, werden Sie sich immer öfter reich und gesegnet fühlen. Am Ende freuen Sie sich gar über Ihre Probleme und Schwierigkeiten, denn auch in ihnen steckt der Keim des Guten.

Werden Sie oft von Wünschen und Verlangen geplagt, kann es auch helfen, diese einmal unter die Lupe zu nehmen und herauszufinden, was Ihnen wirklich wichtig ist.

Übung: Herzenswünsche herauskristallisieren

Schreiben Sie alles auf, was Sie sich wünschen. Schreiben Sie wie ein Kind, das sich von einem wunderwirkenden Weihnachtsmann alles, aber auch wirklich alles wünschen darf.

Streichen Sie alle Wünsche, die über andere Menschen verfügen, zum Beispiel: „Ich will, dass mein Mann/meine Frau das-und-das tut, sagt oder fühlt." Respektieren Sie die Freiheit und den Eigenwillen Ihrer Mitmenschen. Eine gute Partnerschaft können Sie dagegen sehr wohl auf Ihren Wunschzettel schreiben.

Streichen Sie alle Wünsche, mit denen Sie sich oder anderen schaden.

Streichen Sie alle Wünsche, die nicht Ihre eigenen sind, sondern sozusagen Kuckuckseier Ihrer Familie, der Werbung oder der öffentlichen Meinung.

Streichen Sie alle Süchte, die das Feuer des Verlangens immer weiter schüren und Sie oder andere krank oder unglücklich machen.

Sortieren Sie die übriggebliebenen Wünsche nach Stärke und Dringlichkeit. Finden Sie heraus, was Ihnen wirklich am Herzen liegt und warum. Was erhoffen Sie sich von der Erfüllung dieses Wunsches? Welche Eigenschaften und Qualitäten müssten Sie entwickeln, um Ihr Ziel zu erreichen? Nach welchem Zustand oder welchen Gefühlen sehnen Sie sich? Wie können Sie schon jetzt diese Gefühle hegen oder in diesen Zustand kommen?

Die meisten Menschen, die ihre Wünsche untersuchen, stellen fest: Materielle Güter liegen ihnen weniger am Herzen als Gefühle oder seelische Zustände, wie zum Beispiel Geborgenheit, Liebe, Kraft, Zuversicht, Freiheit oder Anerkennung. Das ist es, was sie wirklich wollen, und dazu brauchen sie oft nur das Herz zu öffnen. Bedingungslose Liebe ist zum Beispiel immer da. Wir müssen uns ihr nur zuwenden und erlauben, dass sie unsere Herzen füllt.

Hierbei – und auch bei der Entwicklung bestimmter Qualitäten und Eigenschaften – können Affirmationen hilfreich sein, also Leitsätze oder Bejahungen. Diese lassen sich auch mit der Asana-Praxis verbinden. Zum Beispiel können Sie während des Übens auch den geistigen Gehalt einer Asana affirmieren. Anregungen hierzu finden Sie im Abschnitt „Asanas als Gesten" (Seite 75 f., Kapitel II-4). Auch der Sonnengruß lässt sich mit Affirmationen verbinden.

Übung: Sonnengruß mit Affirmationen

1. Arme heben: Ich grüße den Himmel. 2. Hände Richtung Boden: Ich grüße die Erde. 3. Rechtes Bein nach hinten in die Reiterstellung: Ich blicke zuversichtlich nach vorn. 4. Linkes Bein zurück in den Stütz: Ich bin stark. 5. Knie, Brust und Stirn zu Boden: Ich schöpfe neue Kraft. 6. Oberkörper heben in die Kobra: Ich öffne mein Herz. 7. Gesäß nach hinten oben in den Hund: Ich schaue die Welt einmal anders an. 8. Rechtes Bein vor und zwischen die Hände in die Reiterstellung: Ich blicke zuversichtlich nach vorn. 9. Linkes Bein vor: Ich grüße die Erde. 10. Arme heben: Ich grüße den Himmel. 11. Arme senken: Ich fühle mich eins mit allem, was ist.
Bei der nächsten Runde setzen Sie zuerst das linke Bein zurück und später wieder vor.

Hat sich bei der weiter oben beschriebenen Übung ein echter Herzenswunsch herauskristallisiert, dann achten Sie darauf, dass Sie ihn aus dem wahren Selbst heraus Gestalt annehmen lassen, statt ihn dem Ego in die Hand zu geben. Dieses versteift sich gern auf eine ganz bestimmte Sache, die es so und nicht anders haben will. Doch unter dem Regime des Egos erreichen Sie Ihre Ziele schwerer, haben weniger Freude daran und/oder zwischenzeitlich schon wieder so viele neue Wünsche, dass Sie nie dazu kommen, das Erreichte zu genießen.

Darum bewahren Sie sich besser den Geist spielerischer Leichtigkeit und üben dabei auch Karma Yoga, das heißt, Sie handeln, ohne an den Früchten Ihrer Taten zu hängen. Das gelingt umso leichter, je öfter Sie – zum Beispiel in der Meditation – tiefes Glück erfahren. Einfach so, aus dem blauen Himmel heraus. Dann wissen Sie: Das Glück ist immer da und spielt nur manchmal Verstecken mit mir. Suchen Sie es. Erlauben Sie ihm, sich zu zeigen. Doch zwingen Sie es nicht.

Abneigung überwinden

Möglicherweise werden Sie nur selten getrieben von Wünschen und Verlangen. Vielleicht neigt Ihr Ego mehr zur Grund-Tendenz der Abneigung.

Um ihr entgegenzuwirken, können Sie einmal bewusst etwas tun, was Sie eigentlich nicht mögen. Zum Beispiel als träger Kapha-Typ flotte Sonnengrüße machen, als unruhiger Vata-Typ ein geruhsames Wochenende allein zu Hause verbringen oder als feuriger Pitta-Typ die Tugend der Geduld entwickeln. So empfiehlt Sukadev Bretz, der Gründer und Leiter von Yoga Vidya e. V., zum Beispiel, sich im Supermarkt grundsätzlich an die längste Schlange zu stellen. Wenn wir dann am längsten warten müssen, ist das okay. Wir haben es uns ja selbst so ausgesucht. Und wenn wir wider Erwarten doch ganz fix drankommen – juchhu!

Aggression und Abneigung lassen sich auch durch Lach-Yoga vertreiben. Sicher haben Sie schon davon gehört, dass manche Menschen sich regelmäßig treffen, um lustige Gesten zu machen und Grimassen zu schneiden, Tiere nachzuahmen, hi-ha-ho-hu zu rufen und zu lachen, dass sich die Balken biegen. Ich find's herrlich!

Auch das innere Lächeln ist ein schöner Weg, das innere Nein in ein fröhliches Ja zu verwandeln.

Übung: Das innere Lächeln

Kommen Sie in eine aufrechte und entspannte Sitzhaltung und denken Sie an etwas Schönes: an etwas, das Sie mögen, für das Sie dankbar sind oder das Sie zum Lächeln bringt, wie zum Beispiel der Anblick einer Sonnenblume oder eines lachenden Babys.
Bringen Sie das Lächeln in Ihre Augen, bis sie von innen heraus strahlen. Und dann lächeln Sie in Ihr Herz hinein, bis es weit und leicht wird, bis es zurücklächelt.
Geben Sie dem Lächeln Raum, bis es Ihr ganzes Sein durchzieht wie der Duft der schönsten Rose.

Auch einem Gefühl des Wohlbehagens können Sie auf diese Weise Raum geben oder der inneren Wahrnehmung von Licht.
    Bei sehr tiefsitzenden Abneigungen hilft oft nur eins: vergeben. Ich weiß, das ist wenig populär. Manche Menschen reagieren richtig allergisch auf das Thema. Doch wenn Wut und Schmerz nicht verdrängt, sondern gefühlt wurden, sollten sie auch wieder gehen dürfen. Dann stehen wir vor der Frage: Möchten wir Rache, Vergeltung und Entschädigung? Oder möchten wir lieber glücklich sein?

Übung: Vergeben

Besorgen Sie sich Papier und Stift, Feuerzeug und ein feuerfestes Gefäß. Schreiben Sie oben auf das Blatt den Namen einer Person, mit der Sie Schwierigkeiten haben. Schreiben Sie darunter alles, was sie Ihnen angetan hat. Egal, wie kindisch es sich anhört, schreiben Sie es auf.
Zuletzt schreiben Sie: „Das hat mir weh getan."
Sprechen Sie die Worte aus und erlauben Sie dem Schmerz, da zu sein. Fühlen Sie ihn im Innersten Ihres Herzens.
Schreiben und sagen Sie dann: „Hier und heute vergebe ich dir. Ich erlasse dir alle Schulden. Du bist frei. Ich bin frei. Und das ist wunderbar." Hört es sich ehrlich an?

Wenn nicht, dann schreiben und sagen Sie stattdessen: „Ich möchte dir gern vergeben. Ich möchte es wirklich von ganzem Herzen, doch ich kann das jetzt noch nicht." Dann wenden Sie sich an die gute Macht, die über Ihr Leben wacht, und bitten sie um die Kraft zu vergeben.

Am Ende verbrennen Sie das Blatt.

Wiederholen Sie die Übung mit allen Menschen, deren Taten Ihnen jemals zu schaffen gemacht haben.

Vergeben Sie allen widrigen Umständen.

Vergeben Sie auch sich selbst.

Gönnen Sie sich regelmäßig ein ausgiebiges Vergebungs-Bad, dann wird Ihr Leben immer lichter und leichter werden.

Furcht besiegen

Als dritte Grund-Tendenz des Egos nennt Patanjali die Furcht als Ausdruck des Selbsterhaltungstriebes, der uns hilft, unsere Grundbedürfnisse zu erfüllen.

Allerdings sind die wenigsten Menschen damit zufrieden, einfach nur zu überleben. Sie möchten eine ganze Menge mehr vom Leben, hängen daran und fürchten, es zu verlieren. Werden die Verlustängste zu stark, kann bewusstes Loslassen ein gutes Heilmittel sein.

Übung: Loslassen

Stellen Sie fest, was genau Sie zu verlieren fürchten.

Finden Sie dafür ein Bild oder ein Symbol, das Sie zeichnen oder basteln, sich besorgen oder visualisieren können.

Legen Sie es auf die offene Hand und betrachten Sie es mit den Augen der Liebe. Sie müssen das, was Ihnen am Herzen liegt, nicht wegwerfen, verbiegen oder zerstören. Erlauben Sie ihm einfach, da zu sein, solange es da sein möchte.

Stellen Sie sich vor, es bliebe. Was können Sie tun, damit es sich gut entwickelt?

Stellen Sie sich vor, es ginge. Wie fühlt sich das an?

Was können Sie tun, um dennoch glücklich zu sein?

Fast alle Ängste werden unterschwellig von der Todesangst gespeist. Diese lässt sich kaum überwinden, solange wir uns mit etwas anderem als dem wahren Selbst identifizieren. Darum sagt Patanjali: Die Furcht entspringt – ebenso wie Verlangen und Abneigung – letztendlich der Unwissenheit. Wir haben vergessen, wer wir wirklich sind, nämlich reines, unendliches Bewusstsein. Doch wir können lernen, uns wieder zu erinnern. Als ein erster Schritt können wir uns darin üben, uns unserer selbst mehr und mehr bewusst zu werden.

Unwissenheit auflösen

Im gewöhnlichen Geisteszustand fallen wir sozusagen in das Objekt der Wahrnehmung hinein: Wir sehen ein Pferd, und dann gibt es nur noch dieses Pferd. Wir sind wütend und „vergessen uns". Wir sprechen mit einem anderen Menschen, und die Worte und Bilder, Meinungen und Gefühle vernebeln unseren Blick darauf, wer wir wirklich sind. Wären wir uns dessen bewusst, dann würden wir es übrigens auch im anderen erkennen und die Kommunikation würde zur Kommunion, die Mitteilung (lat. communicatio) würde zur Gemeinschaft (lat. communio).

Normalerweise sind wir uns unserer selbst also kaum bewusst. Die ganze Welt scheint nur aus dem Beobachteten zu bestehen, während der Beobachter im Meer der Unbewusstheit versinkt. Doch wir können ihn retten, beleben und stärken. Wir können ihn zum Ruhepol unseres Daseins machen.

Patanjali empfiehlt hierzu in Sutra II-26, beständig zu unterscheiden: Was wird wahrgenommen? Mit welchem Instrument? Und wer ist es, der wahrnimmt? Auf diese Weise können wir das so genannte Zeugenbewusstsein entwickeln.

Übung: Sich im Zeugenbewusstsein verankern

Kommen Sie in eine aufrechte und entspannte Sitzhaltung.

Spüren Sie den Atem und unterscheiden Sie sorgfältig zwischen dem Atem, also dem Wahrgenommenen, dem Körper, also dem Instrument der Wahrnehmung, und dem stillen Zeugen, der das Atmen beobachtet. Lauschen Sie den Geräuschen um Sie her in dem Bewusstsein: Klang ist da, Körper und Geist nehmen ihn wahr und jemand beobachtet das alles.

Schauen Sie auf das, was gerade in Ihrem Blickfeld liegt, und werden Sie sich des Gesehenen bewusst, der Instrumente der Wahrnehmung und auch des stillen Sehers im Hintergrund.

Kommen Gefühle und Gedanken, dann werden Sie sich bewusst: Dies ist das Gefühl oder der Gedanke. Jenes ist der Geist, der Gefühle hegt und entwickelt, der Gedanken aufschnappt und weiterspinnt. Und hier ist das Bewusstsein, das alles beobachtet, wohlwollend und freundlich. Wenn Sie den inneren Zeugen gefunden haben, dann ruhen Sie in seinem Bewusstsein. Spüren Sie den Frieden und die Freude, die damit einhergehen.

Diese Übung können Sie mit in den Alltag nehmen und sich immer wieder Ihrer selbst bewusst werden. So können Sie sich zunächst einmal kleine Bewusstseinsinseln schaffen, zum Beispiel vor roten Ampeln oder beim Teetrinken, Zähneputzen oder Geschirrspülen. Auch in Ihren Yoga-Stunden können Sie sich immer wieder Ihrer selbst bewusst werden.

Ruhen Sie über längere Zeit im Zeugenbewusstsein, können Sie schließlich sogar Ihr wahres Selbst erfahren. Sie können hierzu aber auch einen systematischen Schulungsweg beschreiten, den berühmten achtfachen Pfad.

Der achtfache Pfad

Der Übungsweg, den Patanjali in den Sutren II-27 bis III-14 beschreibt, besteht aus Regeln im Umgang mit sich und anderen sowie aus Körper-, Atem- und Meditationsübungen.

Die acht Elemente des Weges werden manchmal als Stufenfolge verstanden, manchmal als unabhängige Glieder. Ich finde beides richtig. Unabhängig sind sie, weil nicht alle aufeinander aufbauen. Wir müssen also nicht erst in der Ethik oder den Asanas vollkommen sein, ehe wir mit der Meditation beginnen können. Außerdem können wir uns auf jeder Stufe des wahren Selbstes bewusst werden.

Dennoch beschreibt der Weg eine sinnvolle Übungs-Folge: Im Alltag bringe oder halte ich mein Leben in Ordnung, und in der Yoga-Stunde beginne ich meine Übungspraxis mit Körper- und Atemübungen. Diese erleichtern den Einstieg in die Meditation, die sich in verschiedenen Stufen vollzieht.

Betrachten wir nun die Elemente des Schulungsweges im Einzelnen.

Patanjalis Empfehlungen für den Alltag

Er beginnt mit Regeln für den Umgang mit anderen. Dieser sollte geprägt sein von Nicht-Verletzen und Wahrhaftigkeit, Nicht-Stehlen, Integrität und Vermeidung sexuellen Fehlverhaltens. Klar ist, dass wir uns durch ein ethisches Leben viele Probleme und Unannehmlichkeiten ersparen können. Doch bleibt es jedem selbst überlassen, wie eng oder weit er die Empfehlungen auslegt oder ob er sein Leben nach anderen ethischen Richtlinien leben möchte.

Möchten Sie die von Patanjali kennenlernen, dann können Sie sich zum Beispiel jeweils eine Woche lang auf eines der Gebote konzentrieren und es damit sehr genau nehmen. Am besten beginnen Sie mit Nicht-Verletzen, da es sozusagen das „höchste Gebot" darstellt. Es bedeutet: Keinem Wesen Schmerz zufügen – das könnte zu einer Ernährungsumstellung führen. Auch nicht sich selbst – das könnte Verhaltensänderungen nach sich ziehen. Auch nicht in Worten. Nicht in Gedanken. Auch dann nicht, wenn Sie das betreffende Wesen nicht leiden können. Oder nehmen wir das Beispiel Wahrhaftigkeit: Nichts sagen oder denken, was nur auf Hörensagen beruht oder worin Sie sich irren könnten, nichts aufbauschen oder ausschmücken und vor allen Dingen: nicht mit Worten verletzen.

Sie werden sehen: Hundertprozentig lassen sich diese Regeln gar nicht einhalten. Doch das ist auch gar nicht nötig. Sie wollen nur eine Richtung weisen, hin zum wahren Selbst.

Hierzu gibt Patanjali auch Empfehlungen für den Umgang mit sich: beharrliches Üben, Reinheit, Zufriedenheit, das Studium des Selbstes und die Hingabe an das Göttliche.

Das beharrliche Üben nennt Patanjali – zusammen mit dem Selbst-Studium und der Hingabe an das Göttliche – bereits an anderer Stelle als ein Heilmittel gegen die Kleshas (Sutra II-1). Dennoch sollten wir es mit dem beharrlichen Üben auch nicht übertreiben, in eine rigide Disziplin verfallen und an gewisse körperliche oder geistige Zustände anhaften. Doch auch Loslassen, Entspannung und Nicht-Anhaften lassen sich üben. Durch Übung können wir den Ego-Tendenzen entgegenwirken. Und wir können es uns zur Übung machen, den Geist von negativen Gedanken und Gefühlen abzuwenden und auf das Göttliche zu richten. All das lockert den Zugriff des Egos und hilft uns, aus dem Schlaf der Unwissenheit zu erwachen.

Hilfreich sind auch Zufriedenheit und die Reinheit von Körper und Geist, denn sie fördern den inneren Frieden und lassen den Geist transparenter werden, sodass das wahre Selbst leichter durchscheinen kann.

Zum Studium des Selbstes gehört das Studieren von inspirierenden Schriften über das Selbst ebenso wie das Studium des eigenen Selbstes auf der relativen und der absoluten Ebene. So können wir uns zum Beispiel fragen: Was sind meine Stärken und Schwächen? Was ist meine Bestimmung? Unter welchen Bedingungen können Körper und Geist gedeihen? Was sind meine emotionalen Muster? Was ist meine wahre Natur? – Dieser Prozess der Selbsterkenntnis macht das Ego transparenter und kann den Zugang zum höchsten Bewusstsein eröffnen.

Dasselbe gilt für die Hingabe an das Göttliche. Dies ist nach Patanjali für viele Menschen sogar ein besonders leichter und schöner Weg. Dennoch lässt Patanjali offen, was wir unter dem Göttlichen zu verstehen haben. Es kann persönlich oder unpersönlich sein, ein göttliches Du oder eine unpersönliche, kosmische Kraft des Guten. Patanjali respektiert also unsere religiösen Empfindungen. Das bedeutet aber auch: Wir müssen klären, was für uns das Höchste ist. Können Sie das für sich benennen? Wie verbinden Sie sich mit dem Höchsten? Auf welche Weise geben Sie Ihm Raum? Was tun Sie dem Höchsten zuliebe? (Mehr darüber im übernächsten Kapitel).

Hier zeigt sich wieder, dass ein spiritueller Weg nicht nur aus Tun bestehen kann. Auch Hingabe ist vonnöten, denn sonst könnte das Ego den spirituellen Prozess für sich vereinnahmen. Dies geschieht besonders leicht, wenn wir uns einer intensiven Übungs-Praxis unterziehen.

Patanjalis Übungspraxis

Sie beginnt bei Patanjali ebenso wie beim Hatha Yoga mit Asanas und Pranayama, also Körper- und Atemübungen, mit denen wir uns schon vertraut gemacht haben.

Allerdings hält Patanjali sich nicht lange mit den Asanas auf. Fest und bequem soll die Haltung sein, und wir sollen uns darin entspannen.

Patanjali beschreibt auch keine speziellen Atemübungen. Vielmehr zählt er nur kurz auf, wie wir den Atem regulieren können. Dann aber, so sagt er, sollen wir darüber hinausgehen. Zum Beispiel in der Erfahrung: „Nicht ich atme, sondern es atmet mich". Oder wir lassen den Atem ganz fein werden, bis er mitunter ganz aussetzt, wie das in tiefer Meditation geschieht.

Um in diesen Zustand zu kommen, müssen wir, nach Patanjali, zunächst einmal die Sinne nach innen ziehen, sie sozusagen eine Weile fasten lassen. Nachher wird das sensorische Erleben umso intensiver und wir sind eher geneigt, heilsame sinnliche Sinneseindrücke zu wählen.

Im Grunde haben wir ja bereits begonnen, die Sinne nach innen zu lenken. Zum Beispiel haben wir uns bei den Körperübungen nicht am Außen orientiert und uns gefragt, ob wir auch das passende Outfit haben und wie wir uns besonders eindrucksvoll verbiegen können. Stattdessen haben wir uns darauf konzentriert, wie die Übungen sich von innen her anfühlen und wie sie auf uns und unsere Doshas wirken. Auch bei der Arbeit mit der Lebensenergie haben wir unser inneres Gespür entwickelt. Nun ziehen wir die Sinne noch mehr von der Außenwelt ab und richten sie nach innen, auf unsere Mitte. Konzentration oder Sammlung – das ist darum nach dem Zurückziehen der Sinne der nächste und sechste Schritt auf Patanjalis achtfachem Pfad.

Die Konzentration zu schulen, ist im Alltag von unschätzbarem Wert. Menschen, die sich ganz auf eine Sache konzentrieren können, erreichen leichter ihre Ziele, sind durch ihre Präsenz angenehmere Zeitgenoss/innen und kommen leichter in den Flow, der glücklich macht. Übrigens gilt die Konzentration auf das Hier und Jetzt in der westlichen Psychologie als einer der wirksamsten Stimmungsaufheller.

Wie aber klären und sammeln wir den Geist? Wie bringen wir ihn in einen sattwigen Geisteszustand? Wie verhindern wir, dass er in einem trüben oder tamasigen Zustand versumpft oder sich in einem unruhigen oder rajasigen aufreibt?

Wie so oft lautet die Antwort bei Patanjali: durch Üben, beharrliches Üben.

Zu Anfang fällt das gewiss nicht leicht, denn der gewöhnliche Geist ist normalerweise recht ungezogen. Soll er einmal nicht an karierte Mäuse denken, tut er genau das. Soll er bei einer Sache bleiben, springt er in alle Himmelsrichtungen gleichzeitig. Und wenn er einmal schweigen soll, schnappt er sich den erstbesten Gedankenfaden und spinnt ihn fort und fort. Da ist es tröstlich zu wissen, dass wir die Übung auch dann erfolgreich machen, wenn wir versagen. Das bedeutet: Auch wenn wir uns nicht die ganze Zeit auf eine bestimmte Sache konzentrieren konnten, ist der Geist nachher sattwiger, also klarer, freudiger und entspannter. Vorausgesetzt, wir hadern nicht mit uns, weil wir so unkonzentriert waren.

Was aber, wenn jemand nicht eine Sekunde lang bei der Sache bleiben konnte? – Nun, dann hat er sich zumindest besser kennengelernt, und auch das ist von unschätzbarem Wert.

Wollen Sie sich die Übung erleichtern, dann wählen Sie am besten ein Objekt, das Ihrem Naturell entspricht. Sind Sie visuell veranlagt, konzentrieren Sie sich zum Beispiel auf eine Kerze, eine Blume oder ein Symbol. Kinästhetiker, denen Bewegung und Körperempfindungen wichtig sind, können sich zum Beispiel gut auf den Atem konzentrieren, auf einen Körperbereich oder ein Energie-Zentrum wie das Ajna Chakra (siehe Übung „Shambavi Mudra", Seite 116 f.). Sind Sie mehr im Hören zu Hause, dann wählen Sie einen Klang oder eine Affirmation.

Sie können vorher auch einige Runden Kapalabhati machen und/oder im Ujjayi atmen. Das beruhigt und macht wach. Und genau diesen Zustand streben wir ja an: entspannte Wachheit. Dann sind Körper und Geist wie die Saiten einer Geige: nicht zu straff und nicht zu locker, damit Ihr Lebenslied in den schönsten Tönen erklingt.

Übung: Sammlung

Kommen Sie in eine aufrechte und entspannte Sitzhaltung und richten Sie die Aufmerksamkeit auf das zuvor gewählte Konzentrationsobjekt. Kommt ein Gedanke, dann freuen Sie sich, dass Sie es gemerkt haben. Schauen Sie ihn freundlich an, ohne sich gegen ihn zu wehren und ohne ihn weiter zu spinnen oder zu analysieren. Lassen Sie ihn einfach weiterziehen. Wie eine Wolke am Himmel. Und kehren Sie wieder und wieder und immer wieder zurück zu Ihrem Konzentrationsobjekt.
Üben Sie das täglich, möglichst immer zur selben Zeit und am selben Ort.
Beginnen Sie mit fünf Minuten und steigern Sie allmählich bis auf zwanzig Minuten oder mehr, wenn Sie genug Zeit haben und es Ihnen zuträglich ist.

Die meisten Menschen, die mit dieser Übung beginnen, stellen fest: Manchmal ist es fast unmöglich, sich zu konzentrieren. Dann springen ganze Horden von wild kreischenden Gedanken-Affen durch den Geist. Hier mag es helfen, Körper- und Atemübungen zu machen, den Kleshas entgegenzuwirken oder etwas am Umgang mit sich und anderen zu verändern.

Mit der Zeit werden die Gedanken immer ruhiger und leiser. Besonders, wenn gerade keine Kleshas aktiv sind. Schließlich kommen Tage, an denen die Übung mühelos wird und Sie sich nicht mehr aktiv konzentrieren müssen. Dann ruht der Geist bei, mit und in dem Objekt Ihrer Wahl, freudig und entspannt. Das bedeutet: Sie verwirklichen das nächste Element des achtgliedrigen Pfades, die Meditation. Hier entfalten Sie Kreativität, Einfühlungsvermögen und innere Weisheit, wie Sie im nächsten Kapitel sehen werden.

2. Weisheit

So lange ist es noch gar nicht her, da schufteten viele Menschen wochenlang auf einem Feld, das ein Mähdrescher heutzutage im Handumdrehen aberntet. Auch in der Produktion werden immer mehr Maschinen eingesetzt, und für Menschen gibt es in fast allen Bereichen immer weniger Arbeit, die sich automatisieren und in feste Strukturen einbetten ließe.

Glücklicherweise verfügen wir nicht nur über das automatenhafte Ego, sondern auch über höhere geistige Fähigkeiten. Diese sollen und dürfen wir in der heutigen Zeit entwickeln, wenn neue Herausforderungen eine kreative Lösung verlangen, wenn Menschen betreut und beraten werden wollen oder wenn wir im Dickicht der Umstände klare Entscheidungen fällen müssen.

Kreativität, Intuition und Einfühlungsvermögen sichern Ihnen aber nicht nur den Arbeitsplatz von morgen, sondern schenken Ihnen schon heute mehr Glück und Erfüllung. So kommen wir bei kreativen Tätigkeiten viel leichter in den Flow und unsere Beziehungen vertiefen sich, wenn wir präsent sein können und den anderen Menschen wahrnehmen, wie er ist, anstatt uns in automatischen Reaktionen und Mustern zu verfangen. Auch die Fähigkeit, sinnvolle Entscheidungen zu fällen, brauchen wir heute mehr denn je, da allgemein verbindliche Regeln und Normen ihre Kraft verlieren und die Lebensumstände immer unübersichtlicher werden.

Es spricht also alles dafür, die genannten Qualitäten zu entwickeln, zum Beispiel durch Hatha und Raja Yoga. Hier kultivieren wir die innere Stille und erhalten Zugang zur inneren Weisheit, zu Kreativität und Einfühlungsvermögen. Viel Wissen gibt es hier aber auch über die Hindernisse und ihre Überwindung. Das heißt, wir erfahren, wie wir leidvolle Muster auflösen und gutes Karma schaffen können.

Samskaras auflösen

Einige Hindernisse haben wir im vorigen Kapitel ja bereits kennengelernt: Verlangen und Abneigung, Furcht und Unwissenheit, die Patanjali Kleshas nennt.

Auch unbewusste, immer wiederkehrende Muster oder Themen können uns von unserer inneren Weisheit abschneiden. Solche Muster oder unheilsamen Samskaras (sanskrit: Einwirkung, Nachwirkung) bilden sich vor allem durch unverarbeitete Traumata und werden durch Abwehr oder Unterdrücken, Ausagieren oder endloses Analysieren genährt.

Oft schlummern sie monate- oder jahrelang in den Tiefenschichten der Seele. Doch sie möchten gefühlt und angenommen werden. Darum bringen sie uns immer wieder in Situationen, die es aktivieren und nach einer Lösung verlangen.

Das gehört zum spirituellen Leben dazu und scheint eine Art Naturgesetz zu sein: Wir können nur so hoch steigen, wie wir in die Tiefe gehen. Oder anders ausgedrückt: Das Licht scheint auch in die dunklen Ecken, und die wollen bereinigt werden. Darum können Menschen oft über längere Zeit reif und weise denken, fühlen und handeln und sich voller Freude einem intensiven spirituellen Training unterziehen. Doch dann stürzen sie wieder ab. Wieder hat das Leben sie an ihrer Achillesferse getroffen, und die sieht bei jedem anders aus. Der eine verliebt sich vielleicht immer wieder in einen Menschen, der emotional unzugänglich ist oder ihn verlässt. Andere fühlen sich immer wieder beleidigt, ausgebeutet oder in ihrer Existenz bedroht. Nicht selten äußern unheilsame Samskaras sich auch als Krankheiten oder Schmerzen.

Aktivierte Samskaras erkennen Sie an Folgendem: Sie kehren in dieser oder einer ähnlichen Form immer wieder. Gewöhnliche Mittel wie Ablenkung, Affirmationen oder inneres Lächeln versagen. Und der Anlass steht in keinem Verhältnis zu Ihrer Reaktion.

Darum fahren Sie in solchen Situationen am besten zweigleisig: Auf der äußeren Ebene handeln Sie klug und besonnen, statt mit Selbstmord zu drohen oder das gute Porzellan zu zertrümmern. Auf der inneren Ebene aber erlauben Sie dem Gefühl zu sein, denn nur, was sein darf, kann auch wieder vergehen, zum Beispiel in der folgenden Übung. Falls nötig, suchen Sie sich hierfür eine geeignete Begleitperson, die in die Rolle des wohlwollenden Zeugen schlüpft.

Übung: Das Herz erlösen

Kommen Sie in eine aufrechte und entspannte Sitzhaltung und verankern Sie sich im Bewusstsein des stillen Zeugen (siehe Seite 129 f., Kapitel IV-1).

Nehmen Sie nun Verbindung auf zum Herzen und ermutigen Sie es, zu fühlen, was gefühlt werden möchte – Wut, Schmerz, Trauer, Sehnsucht oder was auch immer. Geben Sie dem Gefühl Raum und das Recht zu sein. Verwickeln Sie sich aber nicht in innere Monologe über das, was geschehen ist. Stattdessen beobachten Sie mit einer freundlichen, wachen Aufmerksamkeit das Gefühl und die damit verbundenen körperlichen Empfindungen. Wo im Körper spüren Sie es? Wie genau fühlt es sich an? Sind Bilder damit verbunden?

Lassen Sie die Bilder, Gefühle und Empfindungen kommen, ohne sich davon verschlingen zu lassen. Bleiben Sie mit einem Teil Ihrer Aufmerksamkeit in dem reifen, wohlwollenden Zeugenbewusstsein. Verbinden Sie sich mit der guten Macht, die über Ihr Leben wacht.

Nachdem Sie das Gefühl gründlich kennengelernt haben, fragen Sie Ihr Herz, was es zur Genesung braucht. Vielleicht Liebe, Anerkennung oder eine bestimmte Handlung.

Respektieren und erfüllen Sie den Wunsch Ihres Herzens, wenn er weder Ihnen noch jemand anderem schadet.

Diese wunderbare Übung löst unheilsame Samskaras auf und bringt Sie auf die Schnellstraße zum Glück.

Paradoxerweise empfinden manche Menschen gerade das als beängstigend. Warum? Weil sie sich mit ihrem Leiden identifizieren. Das hat jahrelang ihr Denken und Fühlen beherrscht. Was, wenn es plötzlich endet? Würde das auch ihr Ende bedeuten?

Allerdings verschwinden tiefsitzende und mächtige Samskaras selten auf Nimmerwiedersehen, wenn sie nur ein einziges Mal bearbeitet werden. Für den Moment, ja, da sind sie weg. Reste können dennoch weiter im Unterbewusstsein schlummern und irgendwann wieder aktiv werden. Doch diesmal tobt der Orkan vielleicht nicht mehr gar so lange und so heftig. Und noch später können wir womöglich schon beobachten, wie eine Riesenwelle sich aufbäumen möchte. Doch das muss sie nun nicht mehr. Sind wir wach und bewusst und steuern rechtzeitig gegen, dann bleibt es bei einem kleinen Wellengekräusel, das sanft verplätschert. Nun wird kaum noch Schlamm aufgewühlt, und schon bald blicken Sie wieder bis auf den Grund und erkennen Ihr wahres Wesen.

Nun bemisst sich die Kraft eines Samskaras nicht nur nach der Intensität seiner Ursache, sondern auch nach der Häufigkeit. Wir können es mit Spurrillen vergleichen: Je mehr und je schwerere Wagen hindurchfahren, desto tiefer werden sie und desto eher rutschen die Wagen hinein, desto tiefer werden die Spurrillen, desto mehr Wagen und so weiter im Teufelkreis. Mächtige Samskaras bilden sich also nicht nur durch einmalige, schwere Traumata, sondern auch durch häufige Wiederholung, durch eingefleischte und unbewusst gewordene Gewohnheiten des Denkens und Fühlens, Redens und Handelns. Nur wenige Menschen sind völlig frei davon. Einige lassen sich sogar die meiste Zeit von ihrem Autopiloten leben und tun fast immer, was sie immer getan haben.

Haben wir einem gesunden und Heil bringenden Kurs eingeschlagen, kann der Autopilot recht nützlich sein, denn es würde uns überfordern, das ganze Leben „per Hand" zu steuern. Trotzdem sollten wir bei Bewusstsein bleiben. Das Leben ist zu kostbar, um es zu verschlafen. Und es ist immer wieder neu; was gestern half, kann heute schaden.

Noch problematischer wird es, wenn unser Autopilot uns in unerquickliche Gefilde bringt, wie zum Beispiel Raucher/innen wissen. Und sie können bestätigen: Ungesunde Gewohnheiten lassen sich nicht einfach durch Einsicht und gute Absichten auflösen. Liegt ihnen ein Schmerz oder eine Sehnsucht zugrunde, dann muss zuerst das Herz erlöst werden, zum Beispiel in der soeben beschriebenen Übung. Diese sollte allerdings nicht gewohnheitsmäßig gemacht werden, sondern nur bei Bedarf, wenn also ein Samskara aktiv geworden ist. Dann erlauben Sie ihm, einmal ganz da zu sein, damit es ganz gehen kann. So schaffen Sie eine Leerstelle, in die hinein Sie etwas Positives setzen können, zum Beispiel eine heilsame Gewohnheit, die Ihnen gutes Karma beschert.

Gutes Karma schaffen

Das Wort Karma ist Ihnen in diesem Buch ja schon öfter begegnet, und zwar, wenn es um Karma Yoga ging. Die Sanskritwurzel lautet „kri" = Tun, und zwar in Gedanken, Worten und Werken. Und dieses Tun zieht entsprechende Wirkungen nach sich.

Wie stark dieses Tun das Schicksal beeinflusst, wird von immer mehr Menschen erkannt. Dennoch wird es aus meiner Sicht nicht allein dadurch bestimmt. Vielmehr unterscheide ich zwei „Sorten" von Karma, und die eine ist so geheimnisvoll und unergründlich wie das wahre Selbst, das vor der Inkarnation beschlossen haben mag, bestimmte Erfahrungen zu machen.

Wie wertvoll Erfahrungen sind, – ganz gleich, welche – betont auch Patanjali in Sutra II-18. Hier geht es um die Frage: Warum gibt es die Prakriti überhaupt, die unbeständige und Leid schaffende Natur? – Zum Zwecke der Erfahrung und der Befreiung, schreibt Patanjali.

Von der Befreiung ist bei ihm öfter die Rede: Die Identifikation mit der Prakriti schafft Leiden und das inspiriert uns dazu, den Weg der Befreiung zu wählen. Doch an dieser Stelle spricht Patanjali auch vom Wert der Erfahrung für den Purusha, wie er das ewige und unveränderliche Selbst nennt. Der Purusha soll also nicht nur in einsamer Meditation erfahren werden. Vielmehr soll er auch Erfahrungen sammeln, am Leben teilnehmen und das Leben von innen heraus gestalten.

Ähnliche Lehren finden wir im Tantrismus, einer der Wurzeln des Hatha Yoga, denn auch gemäß dieser Weltsicht entspringen die Phänomene dem Wunsch des reinen Bewusstseins – hier Shiva genannt – nach Erfahrung, weshalb die Shakti alles Sichtbare und Unsichtbare ins Dasein ruft und hält.

In Analogie zum Makrokosmos schafft die Kundalini-Shakti des Menschen Körper und Geist zum Zwecke der Erfahrung. Sie könnte vor der Inkarnation also durchaus beschlossen haben, etwas Bestimmtes zu erfahren, vielleicht sogar eine Krankheit oder eine schwierige Familiensituation. Wer kann das wissen? Darum urteilen wir besser nicht über die Probleme anderer Menschen und üben ganz einfach Mitgefühl. Stecken wir selbst in Schwierigkeiten, können wir uns natürlich unserem wahren Selbst zuwenden und herauszufinden suchen, warum diese oder jene Erfahrung sinnvoll war oder ist.

Als die zweite „Sorte" Karma betrachte ich das Wirken starker Samskaras, die sich leichter ergründen und beobachten lassen. Je länger und je öfter zum Beispiel jemand Alkohol trinkt, desto zäher haftet die Gewohnheit an ihm. Je öfter jemand Opferrollen spielt, desto öfter verwickelt er sich in Opferdramen, egal in welcher Rolle. Je öfter jemand stiehlt, desto mehr schwächt er sein moralisches Empfinden und desto mehr neigt er zum Stehlen, wofür er sich irgendwann verantworten muss. So formen Gewohnheiten unser Schicksal. Darum empfiehlt es sich, gute Gewohnheiten zu entwickeln und gutes Karma zu schaffen. Zum Beispiel können wir wahrhaftig sein, das Vertrauen unserer Mitmenschen genießen und es nicht enttäuschen wollen. Oder wir können andere freundlich behandeln, mehr Freundlichkeit erfahren und uns davon noch freundlicher stimmen lassen.

In Gang setzen können wir diesen „Engelskreislauf" der Freundlichkeit auch durch die von Patanjali empfohlenen Glück bringenden Haltungen: Wohlwollen und Mitgefühl, Mitfreude und Gleichmut (Sutra 1-33). Diese tun nicht nur unglaublich gut, sondern wirken auch gegen das Geistesgift der Abneigung. Außerdem begünstigen sie das, was Patanjali in den Sutren I-1 und 2 als „Yoga" definiert, nämlich das „Zur-Ruhe-Kommen der Denkbewegungen im Geist".

Übung: Die vier Glück bringenden Haltungen

Kommen Sie in eine aufrechte und entspannte Sitzhaltung und üben Sie die folgenden inneren Haltungen.

Wohlwollen: Schauen Sie auf das Gute, das jetzt da ist. Seien Sie dankbar. Und dann wünschen Sie anderen dasselbe Glück: Menschen, die Sie mögen; Menschen, die Ihnen gleichgültig sind, und Menschen, mit denen Sie Schwierigkeiten haben. Stellen Sie sich nacheinander die verschiedenen Menschen vor und sagen Sie zum Beispiel: „Mögest du gesund sein. Mögest du Erfüllung finden. Mögen liebevolle Menschen mit dir sein. Mögest du Freude haben an dem, was du tust. Mögest du glücklich sein." Selbstverständlich können Sie auch mit Menschen, die Sie mögen, Schwierigkeiten haben. Denen können Sie dann in beiden Gruppen alles Gute wünschen.

Mitgefühl: Denken Sie an einen Menschen, dem es nicht so gut geht. Fühlen Sie sich in ihn ein und lassen Sie den Schmerz an sich heran, ohne sich davon verschlingen zu lassen. Entwickeln Sie den Wunsch, diesem Menschen sein Leid abzunehmen. Sagen Sie zum Beispiel: „Ich will diesen Schmerz gern auf mich nehmen, damit es dir wieder besser geht."

Mitfreude: Denken Sie an einen Menschen, dem es gut geht, und freuen Sie sich mit ihm. Sagen Sie: „Ich freue mich so für dich, dass du … hast." Zum Beispiel ein großes und gemütliches Zuhause, Erfolg, eine sinnvolle Arbeit, eine glückliche Ehe, wohlgeratene Kinder usw..

Gleichmut: Schauen Sie auf Ihre Schwierigkeiten und Probleme, auf widrige Umstände und unangenehme Zeitgenossen. Lassen Sie sich davon nicht erschüttern und sagen Sie zum Beispiel: „Auch das geht vorbei. Und es kann mich nicht daran hindern, glücklich zu sein. Darum schließe ich Freundschaft mit dem, was ist, und mache das Beste daraus."

Leider erhebt das Ego gern alle möglichen Einwände gegen diese Übung, empfindet sie als Zumutung oder vergisst ganz einfach, sie zu machen. Es hält sich nun einmal für getrennt vom Rest der Welt und fühlt sich bedroht, wann immer ICH, MIR und MEIN klein geschrieben werden sollen. Das ist für die meisten Menschen ganz normal und – verantwortlich für die meisten Konflikte und Probleme. Hier stellt sich wieder die Frage: Möchten wir unsere Ego-Dramen weiterspielen? Oder möchten wir lieber glücklich sein? In dem Fall machen wir ganz einfach die Übung, und zwar regelmäßig.

Sollte Ihr Ego sich allerdings an eine Opferrolle klammern, dann könnten einige Aspekte der Übung es sogar noch stärken. In dem Fall üben Sie zunächst einmal Wohlwollen für sich selbst. Sie können sich im Spiegel zulächeln und nette Dinge sagen. Oder Sie wünschen sich in der Meditation: „Möge ich gesund sein. Möge ich Erfüllung finden. Mögen liebevolle Menschen mit mir sein. Möge ich Freude haben an dem, was ich tue. Möge ich glücklich sein."

Oft hilft es auch, Mitgefühl für sich selbst zu entwickeln. Erlauben Sie sich, den Schmerz zu fühlen. Doch lassen Sie sich davon nicht verschlingen oder in innere Monologe verwickeln. Bleiben Sie sich des reifen und liebevollen Teils Ihrer selbst bewusst. Jenes Teils, der das Leid auf sich nehmen und ertragen kann, der es Ihnen abnehmen möchte. Wenn es Ihnen dann besser geht, können Sie Wohlwollen und Mitgefühl auch für andere entwickeln.

Mit der Zeit werden auch Ihre Worte und Taten ganz natürlich von diesen inneren Haltungen geprägt sein, bis Sie womöglich sogar Ihren Widersachern freundlich entgegentreten können. Auch Jesus sagte ja: „Liebt eure Feinde." (Matthäus 5, 44) Das ab und zu einmal zu hören und mit dem Kopf zu nicken, reicht nicht aus. Wir müssen es üben.

Innerlich still werden

Durch beharrliches Üben können wir sehr viel erreichen, weshalb Patanjali auch den berühmten achtfachen Pfad entwickelt hat.

Sicher erinnern Sie sich noch an die im vorigen Kapitel beschriebenen sechs Glieder: Regeln für den Umgang mit anderen und sich selbst, Körper- und Atemübungen, das Zurückziehen der Sinne und die Konzentration oder Sammlung.

Wenn Menschen sich auf die Übung der Sammlung einlassen, ertrinken sie anfangs oft in einer Flut von Gedanken. Meist werden sie davon schier überrumpelt und merken erst nach einer ganzen Weile: ‚Na, so was! Jetzt käue ich schon wieder diesen Gedanken wieder. Immer die alte Leier. Wie fad und langweilig ist das doch. Außerdem schafft es nur neue Probleme, statt die alten zu lösen.'

Mit der Zeit erkennen sie, was ihre Konzentration abzieht: Samskaras, schlechtes Karma und Kleshas, die einer falschen Identifikation entspringen. Doch glücklicherweise gibt es starke Heilmittel, die Sie in diesem und im vorigen Kapitel ja bereits kennengelernt haben.

Diese verhindern das unbewusste und automatische Zupacken des gewöhnlichen Geistes, sodass sich eine Art Zeitlupe einschalten kann. Wenn wir uns dann zur Sammlung hinsetzen, können wir zum Beispiel wahrnehmen, wie Gedanken von außen an uns heranschweben. So langsam, dass wir uns noch entscheiden können: Möchten wir sie ergreifen und weiterspinnen – oder einfach ziehen lassen? Auch unsere eigenen Gedanken sehen wir bereits im Keim des Entstehens. Sind es wieder nur die alten automatischen Reaktionen, fixen Vorstellungen und sattsam bekannte Meinungen, dann können wir sie einfach fallen lassen. So werden sie zu Humus, aus dem etwas Neues entstehen kann, eine neue, frische Antwort auf die Herausforderungen des Lebens. Wir haben die Wahl.

Unter dieser Zeitlupe verlangsamen sich auch emotionale Reaktionen. Wollen wir eine Emotion durch Unterdrücken, Verdrängen oder Ausagieren nicht noch stärken, bleibt oft nichts anderes übrig, als sie eine Weile bewusst zu erleben, bis sie von allein vergeht. Doch wenn wir bereits die ersten zarten, emotionalen Regungen wahrnehmen, dann können wir sie noch ziehen lassen, statt in die Spurrillen der alten, leiderfüllten Samskaras zu fallen.

Vielmehr gehen wir neue Wege und antworten mit echten Gefühlen auf das Wunder des Augenblicks.

Haben wir genug Samskaras und Kleshas abgebaut und genug gutes Karma geschaffen, dann kann sich die Sammlung vertiefen, und wir verwirklichen das siebte Element des Pfades, die Meditation. Diese lässt sich im Grunde nicht erüben. Sie geschieht zu ihrer eigenen Zeit, wenn wir lange genug in der Sammlung verweilen, freudig und entspannt. Dann wird der gewöhnliche Plapper-Geist so still, dass wir die Stimme der Weisheit hören können.

Die Stimme der Weisheit

Diese kommt weder aus dem gewöhnlichen Geist noch aus dem „Bauch". Zwar ist auch die Bauch-Stimme a-logisch. Doch sie entspringt instinkthaften Regungen wie den Bedürfnissen nach Sicherheit und Selbsterhaltung, Sex, Anerkennung oder Zugehörigkeit zu einer Gruppe oder einem anderen Menschen. Hier spricht also die Stimme der Bedürftigkeit, des Mangels. Die Stimme der Weisheit dagegen entspringt der Fülle von Sat-Chit-Ananda – von Sein, Bewusstsein und Glückseligkeit.

Wenn Sie gerade erst damit beginnen, auf die Stimme der Weisheit zu hören, dann stellen Sie ihr besser noch keine allzu schwerwiegenden Fragen, damit das Ego nicht dazwischenfunkt. Stattdessen bewahren Sie sich den Geist spielerischer Leichtigkeit. Jenes Spielerische, das sich zum Beispiel im kreativen Schaffen entfaltet. Hier kann die Stimme der Weisheit sehr hilfreich sein, wie ich aus eigener Erfahrung weiß.

Als ich noch Romane geschrieben habe, war ich immer wieder verblüfft, wie die Charaktere plötzlich ein Eigenleben entwickelten und ihre Geschichte selbst erzählten. Ohne Arbeit ging es freilich nicht. Zuvor musste ich mir das Handwerkszeug des Schreibens erarbeiten und über die Personen und ihre Geschichte nachsinnen. Dabei sah ich mich immer wieder vor unlösbare Fragen gestellt. Erst, wenn ich nicht mehr weiterwusste, wurde ich reif für die Lösung. Dann purzelten Szenen und Dialoge, Ereignisse und überraschende Wendungen in meinen Geist. Bei Sachbüchern ist es ähnlich: Nach einer Zeit der Recherche, der Mühe und des Brütens kommt jener magische Moment, da Ideen einströmen und die Puzzlesteine sich zu einem Mosaik ordnen. Dieses muss dann allerdings noch geschliffen und poliert werden, damit der Text sich glatt und flüssig liest.

Auch im „normalen Leben" hat die Stimme der Weisheit mir schon oft geholfen. Und sie hilft auch Ihnen, da bin ich sicher.

Mit der Zeit lernen Sie zu unterscheiden: Wie spricht mein gewöhnlicher Geist? Wie äußern sich meine Instinkte? Und wie klingt die Stimme der Weisheit? Dann können Sie auch wichtige Fragen stellen. Vielleicht, wenn Sie vor einer schwierigen Entscheidung stehen, einen Konflikt lösen oder Ihre Aufgabe im Leben erkennen wollen. Klären Sie für sich, ob Sie die Antwort wirklich wissen wollen, und bringen Sie die Frage dann in eine klare und einfache Form.

Übung: Der Stimme der Weisheit lauschen

Denken Sie zunächst über Ihre Frage nach.

Welche Antworten gibt der gewöhnliche Geist? Welche Meinungen und Ansichten liefert er? Welche emotionalen Muster tauchen auf?

Welche Instinkte werden angesprochen? Betrifft die Frage bestimmte Grundbedürfnisse nach Sicherheit oder sinnlichen Freuden, Anerkennung oder Zugehörigkeit?

Kommen Sie in eine aufrechte und entspannte Sitzhaltung und sammeln Sie sich nach der Methode Ihrer Wahl. Sie können sich zum Beispiel auf ein geeignetes Objekt konzentrieren oder als neutraler Zeuge den Strom der Gedanken beobachten, bis diese immer spärlicher fließen. Sie können sich auch durch das Shambavi Mudra im Stirn-Zentrum sammeln, bis Sie die Ebene der Weisheit erreichen, jene schimmernde Dunkelheit im Innern des Kopfes (siehe Seite 116 f., Kapitel III-4). Gerade im Ajna-Chakra entfalten sich die Kräfte der Intuition und Vision besonders gut. Sind Sie innerlich still geworden, dann stellen Sie Ihre Frage in diese Stille hinein.

Kommen Sie in den Zustand wortlosen Lauschens und vertrauen Sie in kindlicher Unschuld auf die innere Weisheit, die Ihnen irgendwann antworten wird.

Manchmal kommt die Antwort sofort, manchmal auch erst in den folgenden Tagen oder Wochen. Vielleicht als ein Einfall oder ein Bild. Oder Sie fühlen sich plötzlich durchdrungen von einem Gefühl innerer Gewissheit.

Vielleicht zündet die Idee auch durch ein Gespräch oder Lied, ein Buch oder eine Radio-Ansage.

Erkennen können Sie die Stimme der Weisheit zum Beispiel an folgenden Merkmalen: Sie ist erfrischend neu und öffnet mitunter Türen, die Sie nie zuvor gesehen haben. Sie drängt sich nicht auf: Zart und leise, ohne Druck oder Zwang singt sie ihr Wahrheitslied. Und sie wirkt immer heilsam, fügt keinem Menschen Schmerzen zu. Vielmehr hat es die Qualitäten des wahren Selbstes: Sat-Chit-Ananda – Sein, Bewusstsein und Glückseligkeit.

Dennoch werden Sie oder Ihre Mitmenschen nicht immer entzückt sein, wenn Sie der Stimme Ihrer inneren Weisheit folgen. Nicht selten wehrt sich das eigene Ego aufgrund von Samskaras. Wie gesagt, haben manche Menschen es sich in ihrem Leid eingerichtet. Sie sind vertraut damit und wissen, dass sie damit leben können. Nun soll sich was verändern. Das macht ihnen Angst.

Oder nehmen wir das Beispiel von einem Mitmenschen mit fixen Vorstellungen, wie Sie sind und zu sein haben. Und plötzlich verändern Sie sich …

Oder Sie entwickeln eine andere Werteskala als der andere Mensch. Dann fühlt er sich vielleicht in Frage gestellt und gibt erst einmal Kontra, selbst wenn Ihr Handeln sein Leben in keiner Weise beeinträchtigen würde. Eigentlich ginge es ihn nichts an. Trotzdem will er, dass Sie sich seinen Vorstellungen fügen.

Manche Menschen schmieden auch gern Pläne für andere, oft in völliger Unwissenheit darüber, wer der andere ist und was ihm wirklich gut tut. Wenn Sie diese Neigung in sich entdecken und Ihr Einfühlungsvermögen entwickeln möchten, dann können Sie auch hier die Stimme der Weisheit sprechen lassen. Machen Sie sich aber darauf gefasst, dass sie keinem Stereotyp folgt. Manchmal verlangt sie zu handeln, manchmal abzuwarten. Oder sie schlägt vor, zu vergeben oder das Göttliche im anderen zu sehen.

Übung: Einfühlungsvermögen entwickeln

Denken Sie darüber nach, was den anderen Menschen freut und was Sie dazu beitragen könnten.

Registrieren Sie die Antworten des gewöhnlichen Geistes und der instinkthaften Regungen.

Kommen Sie dann in eine aufrechte und entspannte Sitzhaltung und sammeln Sie sich nach der Methode Ihrer Wahl.

Werden Sie innerlich still und fragen Sie, was Sie zum Glück jenes Menschen beitragen können. Lauschen Sie in wortloser Stille auf die Antwort.

Kommen Ihnen Ideen, dann empfiehlt es sich, mit dem anderen Menschen darüber zu sprechen, etwa so: „Ich habe das Gefühl, das und das könnte dir guttun. Was meinst du dazu?"

Einfühlungsvermögen, Kreativität und innere Weisheit entfalten sich am besten im Zustand der Meditation, der durch gutes Karma und das Auflösen von Samskaras gefördert wird. Verweilen Sie länger in der Meditation, dann eröffnet sich Ihnen die Ebene der Wonne, mit der wir uns im nächsten Kapitel befassen.

3. Wonne

Moderne Glücksforscher, die auch „Happyologen" genannt werden, haben viele Umfragen durchgeführt. „Was verstehen Sie unter Glück?", haben sie gefragt. „Wann fühlen Sie sich glücklich?"

Sie erhielten die verschiedensten Antworten. Doch fast immer war die Liebe mit im Spiel. Nicht unbedingt in der Form der romantischen „großen" Liebe. Manche Menschen lieben auch die Natur oder ihren Kater, eine Mozart-Sinfonie oder ein gutes Essen mit Freunden.

Umgekehrt öffnet sich das Herz, wenn es vor Freude singt. Dann können wir gar nicht anders, als uns und der Welt liebevoll zu begegnen.

Liebe und Freude gehen also Hand in Hand und lassen sich auch auf dem Weg des Raja und des Hatha Yoga entwickeln. Doch zunächst und vor allem befassen wir uns mit Bhakti Yoga, dem Weg der liebevollen Hingabe an das Göttliche. Lesen Sie mehr über die inneren Haltungen, die Gottheiten und Methoden dieses Yoga-Weges, der mehr als alle anderen das Herz anspricht.

Die inneren Haltungen

Den Lehren des Bhakti Yoga zufolge können Menschen sich dem Göttlichen in fünf verschiedenen Haltungen nähern, den so genannten Bhavas.

Im Shanta Bhava erkennen Bhakti Yogis und -Yoginis das Göttliche in allem, was ist, und das erfüllt sie mit einem tiefen Frieden und einer stillen Heiterkeit. Besonders ausgeprägt war diese Haltung bei den Sehern und Weisen der Upanishaden.

Dasya Bhaktas wollen nur eins: ihrer Gottheit mit ganzem Herzen dienen und alles tun, um sie zu erfreuen. Ein Musterbeispiel für diese Haltung ist der Affen-Gott Hanuman aus der indischen Mythologie. Er kannte die Wünsche des Gottes Rama, bevor Er sie aussprach, und war immer auf dem Sprung, sie zu erfüllen. Auch der berühmte Heilige Ramakrishna empfand sich oft als ein vollkommen abhängiger Diener seiner göttlichen Mutter.

Im Sakhya Bhava betrachten wir uns als Freunde Gottes. Die hierarchischen Strukturen sind aufgebrochen und es herrscht ein freundschaftliches Grundgefühl, wie zum Beispiel zwischen Jesus und seinen Jüngern.

Viele Christen haben auch ein inniges Verhältnis zum Jesuskind. Im Hinduismus heißt diese Haltung Vatsalya Bhava, und sie ist geprägt von Verantwortungsgefühl und liebevoller Fürsorge. Der Gläubige dient der Gottheit und umsorgt sie wie eine Mutter ihr Kind.

Madhurya – die fünfte Bhava – bezeichnet eine Liebesbeziehung. Bhakti-Yogis oder -Yoginis fühlen sich eins mit der Gottheit, halten aber dennoch einen Hauch von Trennung aufrecht, um das Liebesspiel genießen zu können.

All diesen Haltungen ist eines gemeinsam: Sie weichen die engen Grenzen des Ego auf. Normalerweise ist es auf seine Wünsche und Bedürfnisse fixiert. Es „liebt" eine andere Person oder auch eine Gottheit, weil – und nur weil und so lange – sie seine Bedürfnisse erfüllt, zum Beispiel instinkthafte Regungen, angenehme Gefühle oder das Ausagieren von Samskaras. Reifere Menschen „lieben" auf der Basis von Tauschgeschäften: Sie sind bereit, die Wünsche und Bedürfnisse des Gegenübers zu berücksichtigen, doch sie geben immer nur so viel, wie sie bekommen. Bhakti Yogis und Yoginis geben aus vollem Herzen. Sie lieben, um zu lieben. Sie leben in der Liebe.

Dieses Sein in Liebe entspringt nicht den Mangel-Gefühlen des Ego, sondern der Fülle des wahren Selbstes in seinen drei Aspekten Sat-Chit-Ananda – Sein, Bewusstsein und Glückseligkeit. „Sat" bedeutet hier: Die Gottheit muss nichts für mich tun. Ihre Gegenwart genügt mir voll und ganz. Sie bewusst – „Chit" – zu erfahren, schenkt mir das höchste Glück – „Ananda".

Das erinnert mich an die Zeit, als ich mich auf meine christlichen Wurzeln besann. Damals machte ich wie üblich meine stille Meditation, doch nun in dem Bewusstsein „Gott ist da". Wie unwichtig wurde auf einmal alles, was der gewöhnliche Geist zu sagen hatte! In der Gegenwart Gottes konnte er nur schweigen. Und das in freudiger Wachheit, denn wer könnte vor sich hin dösen, wenn er einen lieben und geschätzten Gast bei sich hat?

Er machte auch den Alltag leicht und hell, denn er begegnete mir nicht nur in der Meditation, sondern auch in der Natur und den Menschen. Es fühlte sich an, wie verliebt zu sein, immer und in alle und alles. Ich freute mich ganz einfach an allen Wesen, war hellauf begeistert von ihnen. Und ich erkannte, so deutlich wie nie zuvor, die göttliche Essenz des Menschen. Egal, wie er sich benimmt. Egal, ob er darum weiß. Und egal, ob ich es in dem Moment bewusst erfahre.

Bhaktas nehmen also ihre Form der Gottesverehrung mit in den Alltag. Andererseits sind die oben beschriebenen Bhavas den menschlichen Beziehungen nachgebildet, zum Beispiel als Mutter oder Vater, Dienende, Freunde oder Liebende. Wie könnte es auch anders sein, da wir doch Menschen sind und Form angenommen haben? Das formlose Göttliche zu verehren, fällt darum vielen Menschen schwer, weshalb in fast allen spirituellen Traditionen Gottheiten verehrt werden.

Götter, Göttinnen und das Göttliche

„Aber diese Götter und Göttinnen sind doch gar nicht real", wenden Materialisten gerne ein. „Die gibt es doch nur im Geist."

Wieso „nur"? Und wieso „nicht real"?

Gedanken und Gefühle, Weisheit und Wonne existieren auf ihren eigenen Ebenen der Wirklichkeit und können untereinander wechselwirken. Sie können auch die physische Ebene verändern. Zum Beispiel beeinflussen sie den Atem und die Körperchemie. Sie können heilen und die Struktur des Gehirns verändern. Und oft führt etwas Geistiges – zum Beispiel Gefühle, Ideen und Visionen – zu Taten, die die Welt verändern. Von „nur" und „irreal" kann also keine Rede sein, denn immer wieder erweist sich der Geist als das Primäre, das Ursächliche.

Umgekehrt kann die Materie auch auf den Geist wirken. Zumindest scheint es so, wenn zum Beispiel Drogen verabreicht oder Gehirnareale gereizt werden. Und jeder kennt den Einfluss von äußeren Umständen auf seine Gefühle und Gedanken. Dennoch müssen wir die materielle Welt deshalb nicht als das Primäre und Ursächliche betrachten. Vielleicht sind Gehirn und Körper eher so etwas wie Radios für die Schwingungen der geistigen Welt. Wir können verschiedene Sender einstellen und verschiedene Frequenzen. Wir können den Klang verzerren oder das Gerät zerstören. Die geistigen Programme bleiben davon unberührt.

Wir können uns auch verschiedene Radios vorstellen. Materielle Radios würden vom „Götter-Sender" dann zum Beispiel Bilder oder Statuen empfangen, Prana-Radios gute Energien, Mental-Radios positive Gedanken und Gefühle und Weisheits-Radios gute Ideen und Eingebungen.

Als die eigentliche Heimat der Götter und Göttinnen betrachte ich allerdings die Ebene der Wonne. Das bedeutet für mich: Sie sind glücklich und wollen die Menschen an ihrem Glück teilhaben lassen. Schalten wir den richtigen Sender ein, dann erleben wir Götter und Göttinnen als subtile, göttliche

Qualitäten. Allzu subtil für viele Menschen. Ihnen zuliebe – so heißt es oft – haben die Götter und Göttinnen Form und Gestalt angenommen.

Diese können auch als Archetypen beschrieben und erfahren werden, zum Beispiel als Mutter oder Erlöser, goldenes Kind oder weise Alte. Christ/innen können Jesus als bedingungslose Liebe erfahren und Maria als Himmelskönigin oder erbarmungsvolle Mutter. Wenn Sie mögen, können Sie auch Jahwe oder Allah verehren, Tara oder Shiva, Gott oder Göttin. Hauptsache, die Namen und Bilder berühren Ihr Herz.

Wenn Sie sich also in einer spirituellen Tradition zu Hause fühlen, dann gibt es keinen Grund, sie zu verlassen. Der Dalai Lama empfiehlt sogar: „Bleibe bei der Tradition, in der du aufgewachsen bist." Doch manchen Menschen ist diese immer fremd geblieben, oder sie wurden auf negative Weise von ihr geprägt. Wieder andere fühlen sich auch zum indischen Götterhimmel hingezogen. Da dieses Buch vom Yoga handelt, einer in Indien entstandenen Tradition, möchte ich Ihnen nun deren wichtigste Bewohner/innen vorstellen.

Zu den beliebtesten zählt Durga, die oft als Allmutter und Mahadevi – also Große Göttin – verehrt wird. Sie reitet auf einem Tiger oder Löwen und trägt verschiedene Waffen. Damit kämpft sie gegen Dämonen, die wir auch als innere und äußere Hindernisse auf dem spirituellen Weg verstehen können. Den Menschen, die sich ihr anvertrauen, zeigt sie sich als liebende Mutter. Sie lächelt und hat einen ihrer vielen Arme zum Segen erhoben. Doch ihre Liebe ist nicht blind – ihr Stirn-Chakra ist weit geöffnet, erkennbar an ihrem dritten Auge.

Bekannt und beliebt ist auch Lakshmi, die Göttin der Schönheit und Fülle. Viele Darstellungen zeigen sie auf einem Lotus in einem See. Zwei ihrer Hände halten Lotusblüten und zwei weitere spenden Trost, Segen und auch Goldmünzen, während zwei Elefanten ihre Rüssel erheben und lebensspendendes Wasser über sie ausgießen. Lakshmi erinnert uns an die Schönheit und den Reichtum der Schöpfung. Großzügig schenkt sie uns ihre Gaben und lädt uns ein, ihrem Beispiel zu folgen: Öffnen wir uns für den Segen von oben – symbolisiert durch das Wasser – und schenken wir ihn selbstlos wieder her, dann wird der Strom des Segens nie versiegen.

Saraswati, die Göttin der Weisheit und der Künste, spielt eine Vina, ein Saiteninstrument, und hält in den Händen heilige Schriften und eine Gebetskette. Viele Darstellungen zeigen sie auf einem Schwan oder mit einem weißen Sari. Diese Attribute symbolisieren die Reinheit ihrer Kunst und Weisheit, die sie nicht aus ihrem Ego heraus schöpft. Vielmehr macht sie sich zu einem reinen Instrument und lässt die göttliche Kraft durch sich wirken.

Beliebt und oft auch gefürchtet ist Kali, die schwarze Göttin der Zerstörung, aber auch der Erneuerung und Transformation. Oft trägt sie schreckliche Waffen in den Händen, eine Kette mit Menschenschädeln um den Hals und einen Rock aus abgeschlagenen Armen. Sie streckt die Zunge heraus und tanzt wild und ekstatisch. Kali erinnert uns an die Vergänglichkeit, an das immerwährende Werden und Vergehen. Überwinden wir Abwehr und Verlangen, dann können wir wild und wonnevoll mit ihr tanzen. Dann zeigt sie sich sanft und freundlich, zerstört negative Kräfte und befreit von allem Leid.

Auch Shiva wird manchmal als Furcht einflößend erlebt, als Gott der Zerstörung neben Brahma, dem Schöpfer, und Vishnu, dem Erhalter. Bisher wurde Shiva in diesem Buch allerdings ganz anders dargestellt, nämlich als höchstes, transzendentes Bewusstsein, das eins ist mit der Shakti, die aus sich heraus das Universum gebiert. So erscheint Shiva in der tantrischen Tradition, in der der Hatha Yoga gründet. Viele Darstellungen zeigen Shiva als meditierenden Yogi mit einem dritten Auge auf der Stirn, dem geöffneten Stirn-Chakra. Schlangen dienen ihm als Schmuck – Symbole der niederen Kräfte, die er überwunden hat. Oft wird Shiva auch als König der Tänzer dargestellt, als Nataraja, der auf dem Dämon der Unwissenheit tanzt. Wenn Shiva aufhört zu tanzen, heißt es, dann geht die Welt unter. Doch Shiva hört nicht auf. Darum gilt er nicht nur als Zerstörer der Unwissenheit, sondern auch als Erhalter des Kosmos.

Diese Rolle wird sonst meist Vishnu zugeschrieben. Seine Kräfte der Güte und Gerechtigkeit durchdringen das ganze All, heißt es. Auch er wird oft mit einem Lotos dargestellt, dem Symbol der Reinheit, aber auch mit Diskus und Keule, mit denen er für das Gute kämpft. Um die Gerechtigkeit und Ordnung in der Welt aufrechtzuerhalten, inkarniert er sich immer wieder in Menschengestalt.

Als seine achte Inkarnation gilt Krishna, einer der beliebtesten Götter in Indien. Seine Flöte und die Pfauenfeder im seinem Haar symbolisieren seine Heiterkeit und Lebensfreude. Krishnas dunkle Haut wird verglichen mit der Farbe einer frischen Gewitterwolke, die im heißen Indien oft herbeigesehnt wird. Zahlreiche Geschichten ranken sich um Krishnas Kindheit, als er oft Schabernack trieb, und um seine Jugend, als er die Hirtenmädchen so bezirzte, dass sie ihre Arbeit vergaßen. Doch wegen seines Charmes und seiner

Liebenswürdigkeit konnte niemand ihm lange böse sein. In reiferen Jahren offenbarte er seine göttliche Weisheit und tritt in der Bhagavad Gita als Arjunas Lehrer auf. Darum gehören Lesungen aus der Gita zu der in Indien oft sehr emotionalen und innigen Krishna-Verehrung.

Die dritte Gottheit der hinduistischen Trinität – der Schöpfergott Brahma – wird dagegen kaum noch verehrt, da die Priesterkaste der Brahmanen an Einfluss verloren hat. Bitte, verwechseln Sie den Schöpfergott Brahma nicht mit Brahman. So heißt in den Upanishaden nämlich das höchste, transzendente Bewusstsein, das eins ist mit Atman, dem wahren Selbst.

Auch Brahman wird in Indien verehrt. Man nennt das Nirguna Bhakti Yoga, also liebevolle Hingabe an das Göttliche ohne Name und Form. Wenn Sie also – wie viele Menschen hier im Westen – keine Götter oder Göttinnen verehren wollen, wenn Ihnen das fremd ist oder Sie sich damit unwohl fühlen, dann können Sie trotzdem Bhakti Yoga üben und Ihre Liebes- und Freudfähigkeit entwickeln.

Kommen wir nun zur Frage: Wie?

Das formlose Göttliche verehren

Nirguna Bhakti Yogis und Yoginis erheben den Geist auf die Ebene der Wonne, wenn sie über eine der subtilen, göttlichen Qualitäten meditieren und sie in sich lebendig machen, zum Beispiel die liebevolle Güte, die Sie in der folgenden Übung entwickeln können.

Übung: Liebevolle Güte

Kommen Sie in eine aufrechte und entspannte Sitzhaltung und achten Sie darauf, dass die Schultern gut geöffnet nach unten sinken. Gegebenenfalls machen Sie vor der Meditation einige Dehn- und Lockerungsübungen.

Kommen Sie zur Ruhe und denken Sie an etwas Schönes, für das Sie dankbar sind im Leben. Geben Sie der Freude Raum und lassen Sie sie in Ihr Herz-Zentrum sinken, in die Mitte der Brust. Spüren Sie, wie es dort immer weiter und leichter wird? Schauen Sie nun mit Ihrem inneren Auge in den Raum des Herzens, entdecken Sie dort Ihr Herzenslicht und erlauben Sie ihm, immer heller und weiter zu strahlen, bis Sie ganz davon durchdrungen sind und all Ihre Zellen darin baden.

Und noch weiter lassen Sie Ihr Herzenslicht ausstrahlen, über die Grenzen Ihres Körpers hinaus, bis Sie ganz eingehüllt und geborgen sind in Ihrem Herzenslicht, bis es eine wunderbare Atmosphäre schafft für Sie und andere.

Und noch heller leuchtet Ihr Herzenslicht, noch weiter strahlt es aus: auf alle Menschen im Haus und in der Stadt, im ganzen Land und auf der ganzen Erde. Lassen Sie Ihr Herzenslicht ausstrahlen auf alle fühlenden Wesen in allen Zeiten und allen Räumen.

Kommen Sie schließlich mit der Wahrnehmung zurück in den Raum Ihres Herzens und spüren Sie, ob sich dort etwas verändert hat.

Kommen Sie langsam aus der Meditation.

Wenn Sie diese Übung regelmäßig machen, werden Sie auch im Alltag liebevoller handeln und immer wieder Zuflucht nehmen können zu Ihrem Herzenslicht, das daraufhin hell erstrahlt, sie durchdringt und eine liebevolle Atmosphäre schafft. Das wird Ihr Lebensgefühl und Ihre Beziehungen sehr zum Guten verändern.

Selbstverständlich können Sie auch anderen Qualitäten mehr Raum geben, zum Beispiel Kraft oder Mut, Freude, Mitgefühl oder Gerechtigkeit, die Sie durch geeignete Symbole, Affirmationen oder Visualisierungen lebendig machen können.

Manche dieser Qualitäten lassen sich auch den einzelnen Chakren zuordnen. Diese verbinden alle Hüllen und alle Ebenen. Darum können Sie auch über die Chakren Zugang finden zur Ebene der Wonne, zum Beispiel über das entsprechende Mantra (siehe Tabelle Seite 97, Kapitel III-2).

Das Wort „Mantra" kommt aus dem Sanskrit: „Man" bedeutet „denken, sich vorstellen", und „tra" kommt von „trai" = „beschützen". Mantren schützen den Geist also davor, Unnützes oder Schädliches zu denken. Er ist ja mit dem Mantra beschäftigt. Darum werden Mantren gern als Einstieg in die Meditation empfohlen.

In der Phase der Sammlung oder Konzentration wird es laut, leise oder im Geist gesprochen oder gesungen, wieder und wieder. Irgendwann vollzieht sich der Übergang zur Meditation. Dann muss nichts mehr getan werden.

Das Mantra spricht sich selbst, und wir beobachten das in stiller Heiterkeit. Irgendwann vertieft sich auch die Meditation und wir werden schließlich eins mit dem Mantra. Wir verschmelzen mit seiner Essenz, seiner wortlosen Kraft. Diese bemisst sich nach Intensität und Häufigkeit. Es wirkt also umso stärker, je öfter und je hingebungsvoller es rezitiert wurde.

Om ist das Mantra, das am häufigsten rezitiert wird, und zwar seit den frühesten Anfängen des Yoga und auf allen Yoga-Wegen. Es gilt als kosmischer Urklang, als Uranfang, mit dem das wahrnehmbare Universum ins Dasein trat. Christen mögen sich hier an den Beginn des Johannesevangeliums erinnert fühlen, an das „Wort", das „im Anfang war".

In der Devanagari-Schrift besteht das Schriftzeichen für Om aus vier Teilen: A, U, M und einem Bogen mit Punkt, dem kein Laut zugeordnet ist (siehe Grafik). Der Mandukya-Upanishad zufolge bezeichnet A das Tages-Bewusstsein, U das Traum-Bewusstsein und M den unbewussten Tiefschlaf. Der vierte Bewusstseinszustand – symbolisiert durch den lautlosen Ton – umfasst alle anderen: hell bewusst wie das Wachen, hinabreichend in innerseelische Tiefen wie der Traum und im totalen Frieden des tiefen Schlafs. Zugleich transzendiert der vierte Bewusstseinszustand alle anderen, denn in ihm offenbart sich das Unnennbare und das Unfassbare, der göttliche Friede und die Glückseligkeit des wahren Selbst.

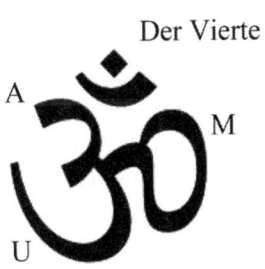

Der Vierte

A

M

U

Singen wir Om, dann wirkt das heilsam auf allen Ebenen. Auf der körperlichen vertieft Singen den Atem und vergrößert die Lungenkapazität, massiert die Bauchorgane und stärkt das Immunsystem. Außerdem erhalten wir eine vollständige, innere Klangmassage, wenn wir das Om als Lautfolge singen: A erklingt mehr im Brustraum, U im Becken und M im Kopf. Und danach genießen wir die freudvolle Stille, denn Singen öffnet das Herz und hebt die Stimmung, stillt den Geist und kann uns mit der spirituellen Tiefendimension verbinden. Auf diese Weise tönt das Om auf allen Seins-Ebenen.

Sind Sie in einer anderen Tradition zu Hause, können Sie statt Om auch Amen singen, Allah oder etwas anderes, das Sie mit dem Göttlichen verbindet. Wichtig ist nur, dass Sie es tun. Am besten gleich.

Übung: Om singen

Setzen oder stellen Sie sich aufrecht und entspannt hin, atmen Sie tief in den Bauch und finden Sie eine Tonhöhe, die Sie ohne Anstrengung halten können. Tönen Sie dann mindestens zehn Minuten lang Aaaaaa-auuuuuuummmmmmmm oder ein anderes Wort oder Lied Ihrer Wahl. Spüren Sie das Vibrieren im Körper, das Leben dort. Erlauben Sie, dass das Herz sich öffnet, die Gedanken schweigen und Körper und Geist zu einer harmonischen Einheit verschmelzen.

Lauschen Sie der Stille danach und der Stille im Hintergrund, die immer da ist, die alles umfasst und transzendiert.

Fühlen Sie sich aufgehoben und geborgen im Bewusstsein des Göttlichen in Ihnen und in allem, was ist.

Sie können das Mantra auch mit in den Alltag nehmen. Wann immer Sie gerade nicht denken oder reden müssen, können Sie es im Geist wiederholen bzw. sich wiederholen lassen. Oder Sie lauschen den Klängen um Sie her und hören das „Om" zum Beispiel im Rauschen der Bäume, dem Rollen von Autos oder sogar in den Klängen einer Bohrmaschine.

Götter und Göttinnen verehren

Mit „Om" beginnen auch viele andere Mantren, zum Beispiel „Om Namah Shivaya." (Om, Ehre sei Shiva.) „Om Namo Bhagavate Vasudevaya." (Om, Ehre sei dem großen Lehrer Krishna.) Oder „Om Shri Durgayai Namah." (Om, Ehre sei der heiligen Durga.) Mantren eignen sich also auch gut für den Weg des Saguna Bhakti Yoga, also der liebevollen Hingabe an ein göttliches Du.

Möchten Sie eine Gottheit näher kennenlernen, dann können Sie zunächst einmal Mythen oder Geschichten über sie lesen oder hören. Auch durch Bilder, Statuen und Symbole machen sie sich mit ihr vertraut. Vielleicht stellen Sie sie auf einen schön geschmückten Hausaltar, zusammen mit Blumen und kostbaren Tüchern. Sie können Kerzen anzünden, Räuberstäbchen abbrennen und ein Gebet sprechen. Sehr schön finde ich das allumfassende Gebet von Swami Sivananda:

Oh anbetungswürdiger Gott
voll Barmherzigkeit und Liebe,
Gruß Dir, in Demut gebeugt.

Sein ist dein Wesen, Wissen und Seligkeit.
Allgegenwärtig bist Du,
allmächtig, allwissend.
Im Innern aller Wesen wohnst Du.

Gib uns ein verstehendes Herz,
die rechte Einsicht, ausgeglichenes Gemüt,
Vertrauen, Hingebung und Weisheit.
Lege in uns geistige Kraft,
Versuchungen zu widerstehen,
Denken und Wollen zu beherrschen.

Befreie uns von Selbstsucht,
Gier, Zorn und Hass.
Erfülle unser Herz
mit göttlichen Tugenden.

Lass uns Dich erschauen
in all den Namen und Gestalten.
Lass uns Dir dienen
in all den Namen und Gestalten.
Lass uns allzeit Deiner gedenken.
Lass uns stets Deine Herrlichkeit singen.
Lass Deinen Namen stets auf unseren Lippen sein.
Lass uns in dir bleiben allezeit.

Ihre Hingabe und Verehrung können Sie auch durch geistliche Lieder (Kirtans), Verneigen oder Niederwerfungen zum Ausdruck bringen. Sie können Gottesdienste (Pujas) feiern und Opfer darbringen, zum Beispiel Obst oder Nüsse. Machen Sie sich dabei bewusst: Nicht die Götter brauchen unsere Verehrung und Geschenke, sondern wir. Wenn wir das Göttliche verehren, entmachten wir alle anderen „Autoritäten", zum Beispiel das Ego, Verwandte und Freunde, den Zeitgeist, Werbung und Medien. Zudem bringt unsere freudige Selbstlosigkeit uns in Resonanz mit der Ebene der Wonne. Oder anders ausgedrückt: Wir singen, verehren und bringen Opfer dar, weil es das Herz vor Liebe und Freude singen macht.

Bhakti Yoga lässt sich auch mit der Asana-Praxis verbinden. So können Sie sie Gott weihen und dann besonders achtsam, bewusst und hingebungsvoll üben. In der Vorbeuge können Sie sich vor der Gottheit verneigen, Ihr in der Kobra das Herz öffnen oder sich in der Stellung des Kindes in Ihr geborgen fühlen.

Wie wunderbar ist es doch, sich so geliebt zu fühlen. Und dazu müssen wir gar nichts tun. Diese Liebe ist immer da, öffnet das Herz und macht uns auf natürliche Weise zu einem Werkzeug für göttliches Wirken. Wir handeln dann aus Liebe zu Gott und das verwandelt das Leben in ein Freudenfest.

Die Wonne des Samadhi

Auch beim Hatha und Raja Yoga geht es in Richtung Liebe und Freude. Obwohl hier viel von Übung und Disziplin die Rede ist, wird immer auch das Herz mit angesprochen. Beim Raja Yoga zum Beispiel durch die Glück bringenden Haltungen oder die Auflösung der Kleshas, denn in der Abwesenheit von Gier, Abwehr und Furcht kann echte Liebe entstehen, und wenn wir aus dem Schlaf der Unwissenheit erwachen, erkennen wir das göttliche Selbst, das immer und überall dasselbe ist. So erfahren wir eine tiefe Verbundenheit und wissen uns eins mit allem, was ist.

Auch der achtfache Pfad führt zur Einheit, die Patanjali „Samadhi" nennt, wörtlich übersetzt „Einung". Erleben können wir sie zum Beispiel als das Verschmelzen mit der Essenz eines Mantras, wie im Abschnitt über die Verehrung des formlosen Göttlichen beschrieben.

Patanjali unterscheidet zwei Formen von Samadhi: Asamprajnata Samadhi, das im nächsten Kapitel besprochen wird, und Samprajnata Samadhi, die Einheit mit dem gewählten Meditationsobjekt.

Gemeint ist nicht jene Form der Einheit, in der wir sozusagen in das Objekt hineinfallen und das Bewusstsein für uns selbst verlieren, denn damit würden wir versuchen, in unserer Entwicklung rückwärts zu gehen, zurück in die Unbewusstheit. Doch kein Küken passt zurück ins Ei. In die unbewusste Einheit kommen wir nicht zurück. Wir können nur vorwärts gehen.

Das erwachende Bewusstsein aber lebt in der Dualität: „Hier bin ich, dort das andere. Dies ist angenehm, jenes unangenehm. Dies ist gut, jenes schlecht." In diesem Spannungsfeld entsteht viel Leid. Dennoch hat es auch sein Gutes. Nicht nur als ein notwendiger Entwicklungsschritt zur bewusst erfahrenen Einheit, sondern auch als ein Weg, sich für das Gute zu öffnen: Wer einmal krank war, lernt die Gesundheit zu schätzen; im Angesicht des Todes erkennen wir die Kostbarkeit des Lebens; und wer sich nach langer Zeit wieder mit Gott verbindet, wird von Wonneschauern durchrieselt.

Die Entwicklung verläuft also von der unbewussten Einheit über die Wahrnehmung von Dualität zur bewussten Einheit. Diese kann unter anderem auf dem meditativen Übungsweg erfahren werden. „Machen" können wir diese Erfahrung allerdings nicht. Vielmehr gehen die einzelnen Stufen zwanglos ineinander über, wenn wir reif dafür sind. Dann wird die Sammlung irgendwann mühelos und mündet in die Meditation. Und wenn diese sich vertieft, entfaltet sich Samprajnata Samadhi. Die Subjekt-Objekt-Trennung ist dann aufgehoben, und wir erfahren eine sehr subtile Liebe und Freude, jenseits von Emotionen und Gefühlen.

Zum Samadhi führt auch der Hatha-Yoga-Übungsweg. Kein Wunder. Wurzelt er unter anderem doch auch im Raja Yoga. Darum wird das Thema Samadhi in der Hatha-Yoga-Pradipika auch sehr ausführlich behandelt. Und auch hier werden Meditations-Übungen empfohlen. Eine davon haben Sie in Kapitel III-4 bereits kennengelernt: das Shambavi Mudra. Hier kann sich die Ebene der Wonne als ein stilles und grundsätzliches Ja offenbaren, als ein tief empfundenes „Alles ist gut."

Sie können auch auf innere Klänge meditieren. Manche mögen hier an Tinnitus denken. Diese aber gelten als Stress-Symptom, werden oft als unangenehm empfunden und lassen sich nicht „abstellen". Die so genannten Anahata-Klänge der yogischen Tradition unterscheiden sich davon durch ihren feinen Wohlklang. Außerdem werden sie vornehmlich in tiefer Meditation gehört, und ich habe sie auch wieder „abstellen" können, indem ich mich für eine Weile aufs Nabelzentrum oder die Fußsohlen konzentriert habe. Wenn Sie also unter Tinnitus leiden, können Sie das einmal ausprobieren. Oder Sie verfeinern die inneren Klänge in der Meditation und lernen sie zu lieben.

Übung: Nach innen lauschen

Kommen Sie in eine aufrechte und entspannte Sitzhaltung und lauschen Sie nach innen.
Hören Sie dort ein Rauschen, für das es keine physikalische Ursache gibt? Dann bleiben Sie mit der Aufmerksamkeit dort.
Hören Sie inmitten dieses Rauschens ein feines, hohes Klingen? Dann bleiben Sie mit der Aufmerksamkeit dort.
Suchen Sie in dem, was Sie hören, immer nach den zartesten und höchsten Klängen und lauschen Sie ihnen.
Lauschen Sie der klanggewordenen Stille, bis Sie eins damit werden.

Erinnern Sie sich an die tantrische Schöpfungslehre, auf die sich der Hatha Yoga ja auch bezieht? Wie in Kapitel III-4 dargelegt, gebar die kosmische Shakti zuerst Nada, also Ton oder Klang. Das bedeutet: Auf dieser subtilsten Ebene der Schöpfung ist die Shakti dem transzendenten Bewusstsein Shivas näher als auf irgendeiner anderen.

Liebe und Freude im Tantrismus

Andererseits sind Shiva und Shakti im Grunde immer eins. Auf allen Ebenen. Nur zum Schein haben sie sich getrennt, damit sie die Freuden ihres Liebesspiels genießen können. Ein Spiel, in dem gegensätzliche Pole einander begegnen und schließlich verschmelzen, da die Liebe alle Gegensätze überwindet.

Auch die Freude kommt im Tantrismus nicht zu kurz. Ganz im Gegenteil. In der Vijnana Bhairava, einem der wichtigsten Texte des Kaschmir-Shivaismus, werden 112 Meditationen beschrieben, und etliche handeln von den verschiedensten Freuden: von sinnlicher Freude und Wiedersehensfreude, von der Freude an Erinnerungen und Energiewahrnehmungen, an einem guten Essen und an der Musik. Diese Freuden mögen vergänglich sein. Doch wenn wir uns da hinein vertiefen, können wir uns von den zeitlichen Anlässen lösen und hinabtauchen bis auf den Grund der absoluten Freude. Ja, die Vijnana Bhairava lehrt sogar, Angst und Hunger, Leidenschaften und Verletzungen als reine Intensität zu erfahren und in Glückseligkeit zu transformieren.

Auch hier zeigt sich wieder: Im Hier und Jetzt gibt es immer einen direkten Weg in die spirituelle Dimension. Erfahrbar wird sie natürlich auch im Samadhi auf dem Weg des Raja und des Hatha Yoga. Oder wenn Sie als Bhakti Yogi oder Yogini das Göttliche erleben.

4. Die spirituelle Dimension

Wie in der Einführung „Was ist Yoga?" dargelegt, verweist die Wortwurzel von „Yoga" auf „Einheit". Gemeint ist aber nicht die unbewusste Einheit, nicht das symbiotische Verschmolzensein, in dem keine Grenzen erkannt oder gesetzt werden können, denn diese sind nötig. An ihnen entzündet sich das Bewusstsein, das bewusst erfahrene Einheit erst möglich macht. In ihr kann es also durchaus Grenzen und Verschiedenheiten geben. Alles hat in der Einheit seinen Platz und tanzt zu den Harmonien von Mitgefühl und Liebe.

Das lässt sich mit Worten kaum beschreiben, denn die Sprache basiert auf der Vielheit. Schon das Wort „Einheit" benennt eigentlich nicht die Einheit, denn es suggeriert, dass es neben der Einheit noch etwas anderes gibt. Etwas, wie Vielfalt. Etwas, das davon gesondert wäre. Doch Einheit ist Einheit, ist das Eine ohne ein Zweites.

Die spirituelle Dimension der Einheit lässt sich also nicht beschreiben. Darum müsste ich die Seiten dieses Kapitels eigentlich leer lassen. Doch auch das würde die Einheit nicht zutreffend beschreiben, denn eine voll beschriebene Seite wäre ja auch eine Darstellung der Einheit, da nichts und niemand je aus ihr herausfallen könnte.

Also schreibe ich nun über die Einheit aus der Perspektive der verschiedenen Yoga-Wege und vertraue darauf, dass Sie auch das Schweigen in den Worten hören.

Jnana Yoga

Der Jnana Yoga – der Weg des Wissens und der Erkenntnis – nimmt meist einen monistischen Standpunkt ein: Wirklichkeit allein ist Brahman – unendlich, ewig und unveränderlich. Alles Veränderliche und Begrenzte ist nur Schein. Lassen wir uns nicht länger davon hypnotisieren, dann erwachen wir zur Wirklichkeit der All-Einheit, die in den Upanishaden in vier zentralen Lehrsätzen beschrieben wird.

In der Mandukya-Upanishad 2 heißt es: „Atman und Brahman sind eins." Das bedeutet: Die individuelle Einzelseele ist eins mit dem göttlichen Urgrund, aus dem alles hervorgeht, in dem alles lebt und aufgehoben ist und in das am Ende alles wieder heimkehren wird.

Als grundlegende Qualität von Atman und Brahman gilt das Bewusstsein. So heißt es in der Aitareya-Upanishad, III, 1. 3. 2 + 3: „Das Selbst ist reines Bewusstsein", und: „Reines Bewusstsein ist Brahman." Wir finden das Göttliche also nicht im Himmel, im Jenseits oder in der äußeren Welt, sondern in den Tiefen des menschlichen Bewusstseins. Dieses wird im klassischen Jnana Yoga darum sehr eingehend erforscht, zum Beispiel durch die so genannte Sakshi-Bhav-Technik, die das offene Gewahrsein entwickelt und im Buddhismus Vipassana-Meditation genannt wird.

Diese Übung eignet sich m. E. nur für Menschen, die ihren Geist durch Konzentration oder Sammlung hinreichend stabilisiert haben und psychisch so gesund sind, dass die Inhalte des Unterbewusstseins sie nicht in ihren Grundfesten erschüttern können.

Übung: Offenes Gewahrsein

Kommen Sie in eine aufrechte und entspannte Sitzhaltung und beobachten Sie alles, was da kommt und geht: Sinnes- und Energiewahrnehmungen, innere Bilder, Gefühle und Gedanken, Einsichten und reine Daseinsfreude.

Nehmen Sie alles wahr, ohne es abzuwehren und ohne sich daran festzuhalten. Lassen Sie kommen, was kommen mag. Lassen Sie es bleiben, so lange es bleiben mag. Und lassen Sie es wieder gehen, wenn es von allein verschwindet.

Treten Sie ein in den Raum des Gewahrseins, in dem die Phänomene aufscheinen und wieder verschwinden.

Erfahren Sie die offene Weite Ihres wahren Selbst, das sich eins weiß mit allem und zugleich alles Bekannte und Unbekannte transzendiert.

Diese Übung schult die Wachheit und das Mitgefühl und kann das Leben von Grund auf verwandeln, wenn Sie sie mit in den Alltag nehmen. Am besten beginnen Sie damit, zu bestimmten, immer wiederkehrenden Gelegenheiten den Raum des Gewahrseins zu öffnen und zu beobachten, wie die Phänomene darin aufscheinen und wieder verschwinden. Fühlen Sie sich eins damit und erfahren Sie zugleich die offene Weite, die alles überschreitet.

Mit der Zeit können Sie die Übung immer weiter ausdehnen und den ganzen Tag in mitfühlender Gegenwärtigkeit verbringen. Auch wenn Ihr Lebensschiff dann zuweilen wild und heftig schaukelt, wissen Sie sich aufgehoben und geborgen in etwas, das größer ist als alles Bekannte und alles Unbekannte, und Sie finden in sich eine bisher unbekannte Heiterkeit und Ruhe. Dennoch können Sie äußere Freuden-Anlässe dankbar annehmen und genießen. Doch Sie jagen ihnen nicht mehr nach. Sie sind nicht mehr abhängig davon.

Kommen wir nun zur dritten Maxime: „Ich bin Brahman." (Brihadaranyaka-Upanishad 1. 4. 10.) Verstehen Sie das bitte nicht als Ausdruck von Größenwahn. Nicht das Ego ist gemeint. Nichts von dem, was Sie benennen oder beschreiben könnten, ist Brahman, sondern das reine Sein. Das, was übrig bleibt, wenn Sie die Wer-bin-ich-Übung (siehe Seite 21 f.) bis zum süßen Ende durchgeführt haben. Das erinnert an den Namen, mit dem Gott sich Moses gegenüber bezeichnet hat: „Ich bin der ‚Ich-bin-da'." (Exodus, 3, 14)

Haben Sie dieses reine Ich-bin erst einmal gefunden, dann wird es Ihnen von überall her entgegenlachen und Sie fühlen sich eins mit allem, was ist. „Das bist du", heißt es darum immer wieder im sechsten Kapitel der Chandogya-Upanishad. „Das" meint alles, was ist, und „Du" das höchste, das innerste Selbst. Ihm entspringt alles, und es ist überall zu finden. Haben Sie diese Essenz, das Innerste und Höchste, erst einmal in sich erfahren, dann erkennen Sie es überall und wissen: „Vom Wesen her sind wir eins."

Karma Yoga

Karma Yogis und Yoginis leben im Geist dieser Einheit, zum Beispiel durch Dienen und ethisches Handeln, Güte, Großmut und Freundlichkeit. Das schafft günstige Lebensumstände und gutes Karma, da solche Taten in der Regel eine positive Resonanz erzeugen.

Doch gutes Karma ist nicht gut genug, sagen Karma Yogis und Yoginis. Letztendlich wollen sie sich von jeder Art Karma befreien. Das bedeutet: Sie wollen kein neues Karma säen und das mitgebrachte, alte Karma auflösen.

Unter altem Karma verstehe ich die Erfahrungen, die das wahre Selbst in diesem Leben machen möchte. Möglicherweise zählen hierzu auch Samskaras aus früheren Leben, die es aufzulösen gilt. Doch oft hat es mit einer tiefen Sehnsucht zu tun, mit unserer Bestimmung, unserer Lebensaufgabe. Folgen wir dem Ruf unseres Herzens, dann befreien wir unser Tun, denn wir hängen nicht an den Früchten unserer Taten. Wir erwarten keine bestimmte Belohnung für unser Tun. Das Tun selbst ist Belohnung genug.

Unter neuem Karma verstehe ich Gewohnheiten und Samskaras, die durch Verlangen, Abneigung oder Furcht gebildet werden, also unter dem Diktat des Ego. Befreien wir uns davon, dann hängen wir nicht länger an den Früchten unserer Taten, sondern tun das Gute, damit das Gute sei. Dann denken und fühlen, reden und handeln wir aus unserem wahren Selbst heraus – spontan, frei und im Geist bedingungsloser Liebe.

Bhakti Yoga

Um Liebe geht es auch beim Bhakti Yoga, meist in der Form der liebevollen Hingabe an ein göttliches Du. Dies ist den Yoga-Lehren zufolge ein besonders leichter und schöner Weg, der rasch weiterbringt, wenn er sich nicht auf die Zeiten der Andacht beschränkt. Im Idealfall dauert der Gottesdienst nämlich den ganzen Tag. Dann handeln wir jederzeit im Dienst der Gottheit. Jeder Gedanke ist Ihr gewidmet. Jedes Wort ist Ihrer göttlichen Qualität gemäß.

Zu Beginn des Weges mag sich zwischen dem göttlichen Du und dem Yogi oder der Yogini noch ein unüberwindlich erscheinender Graben auftun. Doch die Liebe überwindet alle Abgründe, und schließlich wird auch auf diesem Yoga-Weg die Einheit erfahren. Christ/innen nennen sie Unio mystica. Diese kann sich immer weiter vertiefen bis zur Einheit mit dem göttlichen Urgrund, der gerade wegen seiner Formlosigkeit überall erkannt und geliebt werden kann.

Raja Yoga

Auch Patanjali hält den Weg der Hingabe an ein göttliches Du für sehr hilfreich. Schnell und leicht führt er in die Nähe des höchsten Bewusstseins, das er Asamprajnata Samadhi nennt, oder „Einheit ohne Objekt". (In den Upanishaden finden wir dafür den Ausdruck Nirvikalpa Samadhi.)

Doch wie ist das möglich? Wie können wir uns mit nichts vereinen?

Verstehen können wir das, wenn wir vom Samprajnata Samadhi ausgehen, von der Einheit mit dem gewählten Meditationsobjekt. Diese gilt es nun auszudehnen. In einer Analogie können wir uns vorstellen, wir hätten auf die Farbe Gelb meditiert und die Einheit damit erfahren. Wenn wir diese nun auf die Farbe Blau ausdehnen, erfahren wir die Einheit mit Grün. Dehnen wir diese auf alle Farben aus, erfahren wir die Einheit mit Weiß – also mit keiner Farbe. Die Einheit ohne Objekt entspricht also der Einheit mit allem zusammen als einem undifferenzierten Potenzial.

In diesem Bewusstseinszustand, sagt Patanjali, sind alle „Denkbewegungen im Geist" zur Ruhe gekommen, und „der Wahrnehmende (ruht) in seinem wahren Wesen" (Sutra I.2 und I.3). Mit „Denkbewegungen" sind aber nicht nur Wortgedanken gemeint, sondern auch Empfindungen, Gefühle, innere Bilder, Ideen und die Wahrnehmung subtiler, göttlicher Qualitäten. Alles mündet hier in eine große Stille.

Der Geist wird dann „durchsichtig wie ein Kristall, der die Farbe des davorstehenden Objektes annimmt", sagt Patanjali in Sutra I.41. Normalerweise ist dieser Kristall gefärbt, weil wir unser wahres Selbst nicht kennen und uns stattdessen mit etwas anderem identifizieren, was Verlangen, Abneigung und Furcht hervorruft. Ruhen wir dagegen in unserem wahren Wesen, dann erkennen wir die Wirklichkeit, wie sie ist.

Hatha Yoga

Auch der Hatha Yoga zielt auf jene letzte Wirklichkeit, die nicht zu beschreiben ist, allenfalls in Paradoxien, zum Beispiel als Einheit von Gegensätzen: Ruhe und Bewegung, Sonne (Ha) und Mond (Tha), Shiva (transzendentes Bewusstsein) und Shakti (Energie/Materie).

Das Besondere an diesem Yoga-Weg ist die lebensbejahende Einstellung, mit der alle menschlichen Erfahrungen in den Yoga-Weg mit einbezogen werden. Alle Hüllen – auch die körperliche – werden hier bearbeitet, denn „Hatha" heißt auch „kraftvolle Anstrengung".

Dennoch können wir immer nur günstige Bedingungen schaffen, zum Beispiel für die körperliche Gesundheit, schöne Gefühle oder einen harmonischen Fluss der Lebensenergie. „Machen" können wir das alles nicht. Vor allem auch das höchste Bewusstsein lässt sich nicht zwingen. Ganz im Gegenteil. Je fester wir zupacken, desto schneller weicht es zurück.

Dann hilft oft nur eins: innehalten und sich bewusst werden, dass wir uns vom Spiel der Shakti haben hypnotisieren lassen. Schon wieder haben wir die weiße Leinwand hinter dem Film „übersehen". Oberflächlich gesehen erscheint der Film dann spannender. Doch wir erfahren auch viel Leid und das Leben verliert den Geschmack von Wirklichkeit und Tiefe.

Besinnen wir uns wieder auf Shiva. Öffnen wir den Raum des Gewahrseins und lassen wir unsere Shakti darin tanzen. Dann meistern wir das Spiel des Lebens, denn wir spielen es wach und voller Mitgefühl, mit aller Kraft und Leidenschaft, gerade weil wir wissen: Es ist ein Spiel.

Glück ist nicht das Ziel –
Glück ist der Weg

Ich hoffe, Sie haben in diesem Buch gefunden, was Sie suchten. Als spiritueller Mensch konnten Sie hoffentlich einige der hier vermittelten Lehren und Übungen in Ihren spirituellen Weg integrieren.

Als Yogi oder Yogini sind Ihnen hoffentlich einige Zusammenhänge klarer geworden und Sie erhielten Anregungen und Inspiration für Ihre Yoga-Praxis. Vielleicht ist Ihnen auch klarer geworden, welche Ihrer Hüllen gerade jetzt besondere Zuwendung braucht und wie Sie sie ihr geben können.

Als Glücksuchende/r wissen Sie nun hoffentlich, wie Sie dem scheuen Vogel Glück ein Nest bereiten können. Dann können Sie ihn einladen und ihm einen Regenwurm anbieten. Doch zwingen können Sie ihn nicht.

Glück ist nicht das Ziel

Wenn Sie das Glück nämlich zu Ihrem Ziel erklären und alles tun, um es zu „machen", dann wird es zu einem Ego-Projekt und Sie verstricken sich mehr und mehr in Verlangen und Abneigung, Furcht und Unwissenheit. Das schafft neues Leid. Als würden Sie Salzwasser trinken, um Ihren Durst zu löschen.

Außerdem verlegen Sie damit das Glück in die Zukunft. Und dort bleibt es auch. Immer. Wahres Glück aber finden Sie nur hier und jetzt.

Wie?

Manchmal reicht es, den Blick darauf zu richten und sich bewusstzumachen: Hier und jetzt bin ich Sat-Chit-Ananda – ewiges Sein, grenzenloses Bewusstsein und absolute Glückseligkeit.

Glück ist der Weg

Manchmal mag es nötig sein, Hindernisse beiseite zu räumen und die Hüllen zu bearbeiten, die das innewohnende Glück verschleiern.

Zugleich offenbaren sie sie aber auch. Das erinnert an Filme, in denen Menschen unsichtbar geworden sind: Ohne die Hülle ihrer Kleider wusste keiner, wo sie waren.

Der Tantrismus geht sogar noch weiter und erklärt: Die Hüllen sind nicht getrennt vom wahren Sein. Darum macht es auch so große Freude, sie zu bearbeiten. Darum vermitteln die Übungen einen Geschmack jener Glückseligkeit, die unsere Bestimmung ist.

In diesem Sinne wünsche ich Ihnen viel Freude auf Ihrem Übungs-Weg. Mögen Sie so eifrig üben, als hinge alles nur von Ihnen ab. Und mögen Sie dabei so heiter und gelassen bleiben, als wüssten Sie: Alles ist Gnade, die in überreichlicher Fülle vorhanden ist, denn immer und überall sind Sie Sat-Chit-Ananda – Sein, Bewusstsein und Glückseligkeit.

Anhang

Literaturhinweise

Yoga allgemein

Der Weg des Yoga, Handbuch für Übende und Lehrende, Verlag Via Nova, Petersberg, 2000.

Devi, Nischala Joy: Der heilende Weg des Yoga, Windpferd Verlag, Aitrang, 2001.

Feuerstein, Georg; Payne, Larry: Yoga für Dummies, MITP-Verlag, Bonn, 2000.

Ilg, Hubert: Yoga – Üben – Erfahren – Verstehen, Hofman Verlag, Schorndorf, 2008.

Iyengar, B. K. S.: Licht fürs Leben, O. W. Barth Verlag, Frankfurt am Main, 2005.

Swami Muktibodhananda (Kommentar): Hatha Yoga Pradipika, Bihar School of Yoga, 1985.

Phillips, Kathy: Kunst des Yoga, Collection Rolf Heyne, München, 2002.

Reinelt, Joachim: Der Yoga-Pfad, Aquamarin Verlag, Grafing, 2009.

Swami Satyananda: Asana Pranayama Mudra Bandha, Satyananda Yoga Zentrum e. V., Köln, 2003.

Tatzky, Boris; Trökes, Anna; Pinter-Neise, Jutta: Theorie und Praxis des Hatha-Yoga, Verlag Via Nova, Petersberg, 2. Auflage 1998.

Tietke, Mathias: Der Stammbaum des Yoga, Theseus Verlag, Stuttgart, 2007.

Trökes, Anna: Das große Yogabuch, Gräfe und Unzer Verlag, München, 2000.

Ayurveda

Bögle, Reinhard: Praxisbuch Ayurveda Yoga, Südwest Verlag, München, 2007.

Dr. Frawley, David; Summerfield Kozak, Sandra: Yoga für Ihren Typ, Windpferd Verlag, Aitrang, 2003.

Dr. med. Grunert, Detlef; Grunert, Ulrike: Balance durch Ayurveda Yoga, Knaur Verlag, München, 2006.

Rhyner, Hans Heinrich: Das neue Ayurveda Praxis Handbuch, Urania Verlag, Neuhausen / Schweiz, 2004.

Rosenberg, Kerstin: Das große Ayurveda Buch, Gräfe und Unzer Verlag, München, 2004.

Trökes, Anna; Dr. med. Grunert, Detlef: Das Yoga Gesundheitsbuch, Gräfe und Unzer Verlag, München, 2007.

Energie / Kundalini

Bretz, Sukadev V.: Die Kundalini-Energie erwecken, Hugendubel Verlag, Kreuzlingen/
München, 2007.

Fell-Hagen, Monika: Die Energie der Chakren, Kösel-Verlag, München, 2006.

Greenwell, Bonnie: Kundalini, Bastei Lübbe Verlag, Bergisch Gladbach, 1990.

Lysebeth, André van: Die große Kraft des Atems, O. W. Barth Verlag, Bern – München
– Wien, 1972.

Radha, Swami Sivananda: Kundalini Yoga für den Alltag, Schirner Verlag, Darmstadt,
2006.

Swami Satyananda: Kundalini Tantra, Bihar School of Yoga, 1984.

Weisheit und Spiritualität

Bäumer, Bettina: Vijnana Bhairava – Das göttliche Bewußtsein, Verlag der
Weltreligionen im Insel Verlag, Frankfurt am Main und Leipzig, 2008.

Bretz, Sukadev V.: Die Yogaweisheit des Patanjali für Menschen von heute, Verlag Via
Nova, Petersberg, 2005.

Bretz, Sukadev V.: Die Yoga-Weisheit der Bhagavad Gita für Menschen von heute, Band
1 – 3, Yoga Vidya Verlag, 2007 – 2009.

Burschik, Karin: Wecke die Göttin in dir, mvg Verlag, München, 2008.

Chopra, Deepak: Die sieben geistigen Gesetze des Yoga, Marion von Schröder Verlag,
Berlin, 2005.

Cope, Stephen: Die Weisheit des Yoga, Wilhelm Goldmann Verlag, München, 2007.

Desikachar, T. K. V.: Yoga – Tradition und Erfahrung, Verlag Via Nova, Petersberg,
1997.

Easwaran, Eknath (Einleitung und Übersetzung): Die Upanischaden, Wilhelm
Goldmann Verlag, München, 2008.

Hirschi, Gertrud: Die spirituelle Kraft des Yoga, Heinrich Hugendubel Verlag,
Kreuzlingen/München, 2005.

Dr. Kataria, Madan: Lachen ohne Grund, Verlag Via Nova, Petersberg, 2002.

Roach, Geshe Michael; NcNally, Christie: Die Essenz des Yoga nach Patanjali, Verlag
Via Nova, Petersberg, 2006.

Röcker, Anna E.: Mit Yoga Nidra das Leben meistern, Verlag Via Nova, Petersberg,
2007.

Rücker-Vennemann, Ursula: Kraftquelle Lächeln, Verlag Via Nova, Petersberg, 2005.

Swami Sivananda: Übungen zu Konzentration und Meditation, Schirner Verlag,
Darmstadt, 2007.

Steiner-Junker, Gudula: Lachyoga, Südwest Verlag, München, 2006.

Trökes, Anna: Yogameditation, Theseus Verlag, Berlin, 2004.

Wolz-Gottwald, Eckard: Yoga-Philosophie-Atlas, Verlag Via Nova, Petersberg, 2002.

Wolz-Gottwald, Eckard: Yoga-Weisheit leben, Verlag Via Nova, Petersberg, 2009.

Dank

an meine Yogalehrer/innen und die Meister/innen der Tradition: Eure Lehren und Übungen haben mich reich gesegnet.

an meine Yogaschüler/innen: Durch euer Üben und Fragen ist mir vieles erst so richtig klar geworden.

an meine liebe Kollegin Verena Pickart-Demont: Deine Anregungen und deine einfühlsame, konstruktive Kritik haben zu zahlreichen Verbesserungen geführt.

an Cornelia Irsch: Dein Lob und deine Kritik haben zu einigen Verbesserungen geführt.

an meine Mutter und meine Freunde: Eure emotionale Unterstützung hat mir das Herz gewärmt.

an meinen Agenten Ulrich Grasberger und meinen Verleger Werner Vogel: Ihr Engagement hat das Buch auf den Weg gebracht.

an meine Leser/innen für Ihr Interesse und Ihre Aufmerksamkeit.

Die Autorin

Karin Burschik

befasst sich seit früher Jugend mit spirituellen Lehren und Übungen und hat bereits zwei spirituelle Sachbücher geschrieben. Im Alter von achtzehn Jahren besuchte sie ihren ersten Yoga-Kurs und gibt nun seit Jahren Yoga-Kurse und -Seminare. Über ein Feedback würde sie sich sehr freuen.

http://www.karin-burschik.de

Weitere Bücher aus dem Verlag Via Nova:

Das große Yoga-Therapiebuch
Yogapraxis für die Gesundheit und einen klaren Geist
Vorwort von Rüdiger Dahlke
Remo Rittiner

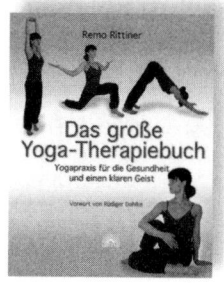

Paperback, 200 Seiten, 400 Fotos, ISBN 978-3-86616-149-8

Das Buch basiert auf den Grundprinzipien der Yogatradition des Yogameisters T. Krishnamacharya und seines Schülers A.G. Mohan sowie auf den neuesten Erkenntnissen der westlichen Anatomielehre. Es ist klar und verständlich geschrieben und eignet sich sowohl für AnfängerInnen als auch für fortgeschrittene Yogaübende, die sich für das große Heilungspotential der Yogatherapie interessieren. Remo Rittiner hat seine langjährige Erfahrung mit zahlreichen Menschen, die regelmäßig unter seiner Anleitung Yoga praktizieren, in dieses Buch einfließen lassen.

Yoga-Weisheit leben
Philosophische Übungen für die Praxis
Eckard Wolz-Gottwald

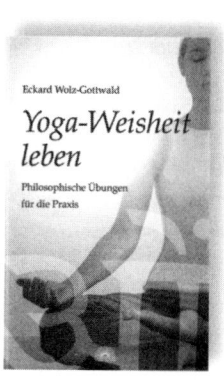

Taschenbuch, 168 Seiten, ISBN 978-3-86616-137-5

„Gelebte Yoga-Weisheit" ist ein Übungsbuch für Einsteiger wie Fortgeschrittene, die durch Yoga-Philosophie ihre Praxis vertiefen und weiterführen wollen. Jedes der 18 Kapitel ist verbunden mit Übungen, durch die Yoga-Philosophie nicht nur verständlich, sondern auch im Alltag anwendbar und erfahrbar wird. Das Buch zeigt, dass Yoga-Philosophie weit mehr bedeutet als Theorie. Die philosophischen Übungen helfen, sich des ursprünglichen Sinns der Yoga-Praxis bewusst zu werden. Es wird möglich, Yoga als Weg der Schulung der Bewusstheit von Körper, Geist und Seele, aber auch als Wegweisung für das Leben im Alltag zu erfahren.

Yoga – Energie ein Leben lang
Übungszyklen und Meditationen des Hatha Yoga
Jutta Pinter-Neise

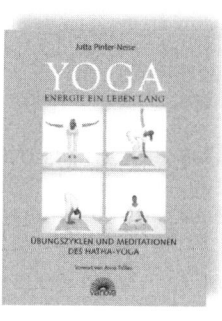

Hardcover, 240 Seiten, 200 farbige Fotos, ISBN 978-3-86616-098-9

In diesem Buch werden 35 Jahre Erfahrung im „Yoga der Energie" weitergegeben. Die Entwicklung der Achtsamkeit führte zu einer immer größeren Einfachheit und Genauigkeit in der Ausführung der Haltungen und Bewegungsabläufe. Die vier Übungszyklen bauen in ihrer Anforderung aufeinander auf.

Je tiefer der Übende sich einzulassen gewillt ist, desto tiefer wird er berührt werden. Die einzelnen Übungen sind so aufeinander abgestimmt, dass jede Übungssequenz eine in sich geschlossene Einheit ergibt, die jeweils mit einer Meditation abschließt. Der Autorin geht es darum, zu berühren, damit Veränderung geschehen kann. Ihre jahrelange Suche hat ihr mit aller Deutlichkeit gezeigt, dass es nur unser Denken und Fühlen ist, das alles verändert.

Wie werde ich ein richtiger Yogi?
Neue Perspektiven für altes Wissen / Martin Woznica

Paperback, 272 Seiten, ISBN 978-3-86616-082-8

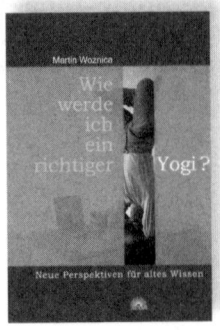

Die Frage, wie wir ein Yogi werden, beantwortet der Autor auf zwei parallelen Ebenen: Er beschreibt die 4 klassischen Yoga-Wege Jnana-, Raja-, Bhakti- und Karma-Yoga und fragt gleichzeitig nach den Grundgedanken und -motiven dieser alten indischen Weisheiten. Er sucht nach dem Gemeinsamen, das hinter all dem Verschiedenen in unterschiedlichen Kulturen und Religionen durchscheint. Den Wüstenvater vergleicht er mit dem Yogi, und er „meditiert" über ein Zen-Koan. Das indische Denken mit den Begriffen „Karma" und „Dharma" interpretiert er dahingehend, dass wir uns zunächst über unsere persönlichen Einschränkungen und Talente klar werden müssen, um sie dann stimmig zu einem ewigen Gesetz zu entfalten. Fragen und Möglichkeiten der Meditation verknüpft der Autor mit Erkenntnissen und Weltbild der modernen Wissenschaften, um auf einer grundlegenden Ebene zu verstehen, wie wir als Person und wie Welt und Kosmos als Ganzes „funktionieren".

Das Kinder-Yoga-Mitmach-Buch
Mit Freude und Spaß Bewegung und Entspannung erleben
Carmen Ramirez Schmidt

Paperback, Großformat, 112 Seiten, 80 vierfarbige Fotos, ISBN 978-3-86616-117-7

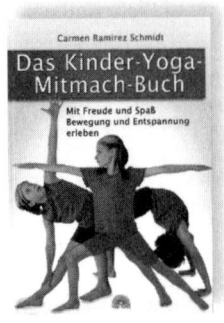

Dieses Buch ist auf Anregung von Kindern aus Kinderyogakursen entstanden und kann sowohl als Einstieg in die Yogapraxis wie auch als Unterstützung oder Begleitung für Kinder, die schon Yoga machen, genutzt werden. Es ist für unerfahrene wie geübte Kinder von 6 bis 14 Jahren geschrieben, aber auch Erwachsene, die mit Kindern ganzheitlich arbeiten, können sich Anregungen aus diesem Buch holen. 70 verschiedene, detaillierte, kindgemäße Abbildungen und Beschreibungen erleichtern das Nachahmen. Auf großen, ansprechenden Fotos zeigen Yogakinder die einzelnen Haltungen. Außerdem enthält es 7 Yoga-Übungssequenzen, die in Form einer zusammenhängenden Geschichte gut nachvollzogen werden können, „Kraftsätze" für eine seelische Unterstützung und auch praktische Anregungen: Mandalas zum Ausmalen, Schutzengel zum Selbergestalten und einiges mehr.

Das Geheimnis der ewigen Jugend der Derwische
Einführung in die 7 höheren Arkanas
Ein Praxisbuch / Idris Lahore – Ennea Tess Griffith – Emma Thyloch

Hardcover, 208 Seiten, über 250 farbige Fotos, ISBN 978-3-86616-075-0

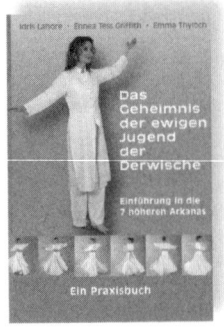

Die Kunst, die Philosophie und die Wissenschaft der Bewegungen der sieben höheren Arkanas werden von Derwischen in ihren geheimen Bruderschaften seit undenklichen Zeiten praktiziert. Die Kunst der Bewegungen des Samadeva steht sowohl dem Yoga als auch dem Tai Chi Chuan und dem Tanz nahe. In diesem Buch werden die sieben grundlegenden Arkanas, die von den Derwischen auch „Übungen der Verjüngung" genannt werden, dargestellt. Sie sind sehr einfach und dennoch außerordentlich belebend. Sie kräftigen den Körper und schenken ihm Gesundheit, Energie, Beweglichkeit und Entspannung. Sie bringen die Psyche ins Gleichgewicht, verlangsamen den Alterungsprozess, erneuern den Geist und lassen ihn klarer und lebendiger werden. Diese wirklich bemerkenswerten Übungen harmonisieren und stimulieren unsere körperlichen, emotionalen und mentalen Kräfte, und sie helfen uns, den Situationen des Alltags gelassener, fröhlicher und kreativer zu begegnen. Anhand zahlreicher Detailphotos werden die Übungen im vorliegenden Buch sowohl einfach als auch wirkungsvoll beschrieben.

Der Ursprung des Glücks
Ein praktischer und intuitiver Ratgeber, um Glück, Liebe,
Weisheit und Vertrauen zu erlangen
Ryuho Okawa

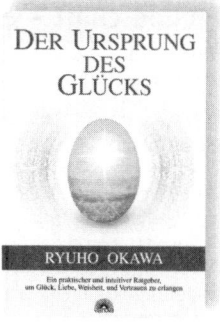

Paperback, 124 Seiten, ISBN 978-3-86616-005-7

Wahrhaft glücklich sein – wer will das nicht? Und doch fällt es den
meisten Menschen unendlich schwer, dieses Glück in ihrem Leben zu
verwirklichen. Das neue Buch des japanischen Glücksforschers Ryuho
Okawa liefert kein Patentrezept für das schnelle und meist ebenso
schnell vergängliche Glück, das materielle Dinge zu bieten haben. Es
führt seine Leser vielmehr weit darüber hinaus, hin zu den tieferen
Ursachen eines wahren, in sich selbst ruhenden Glücks, das weder von
äußeren Umständen noch von materiellem Wohlstand oder gesellschaftlichem Status abhängig
ist. Eines macht das in einer sehr klaren und bildhaften Sprache geschriebene Buch dabei un-
missverständlich klar: Wahres Glück und wahre Liebe sind untrennbar miteinander verbunden,
denn der Weg zum wahren Glück führt über die Liebe – über eine Liebe, die nicht nehmen will,
sondern gibt, die im Einklang mit dem Willen des Universums schwingt und die andere Menschen
glücklich machen will, damit sie selbst glücklich sein kann. In Japan sind die Bücher des Autors
millionenfach verkauft worden.

Glücklichsein in jeder Lebenssituation
So werden Sie Ihr eigener Glückscoach / Andreas Nemeth

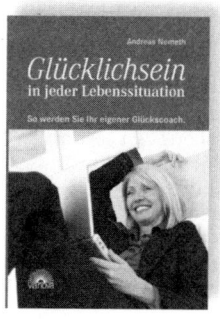

Paperback, 176 Seiten, ISBN 978-3-86616-002-6

Mit diesem Buch ist es Andreas Nemeth gelungen, einen Weg zu zeigen, in jeder Lebenssituation glücklich zu leben. Statt sich weiter wie
ein Hamster im Hamsterrad zu drehen, erfahren Sie in diesem Buch,
wie ein ganz bestimmter Mechanismus uns davon abhält, das wahre
Ziel aller Menschen zu erreichen. In nur vier Schritten und mit einem
kleinen Trainingsprogramm erfährt der Leser, wie er sich den Traum
von einem glücklichen und erfolgreichen Leben selbst erfüllen kann.
Persönliche Probleme werden unter einem völlig neuen Aspekt be-
leuchtet, so dass sie letztlich ebenfalls zum persönlichen Glück beitragen. Wer dieses Buch gele-
sen hat, lernt einfach und sofort umsetzbar Mechanismen und Verhaltensmuster zu beseitigen,
die das Glücklichsein behindern, so dass er mit großer Freude sein Leben glücklich und erfolgreich
gestalten kann.

Karmaheilung durch Liebe
Das innere Gesetz des Ausgleichs / Hans Vater

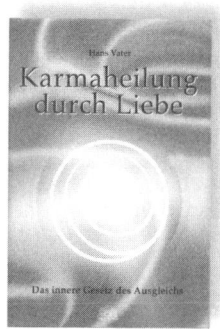

Hardcover, 176 Seiten, ISBN 978-3-86616-023-1

Verstehen wir eigentlich wirklich, was das Wort „Karma" beinhal-
tet? Ist Karma die göttliche Gerechtigkeit – nach der mir mein
Schicksal von Gott oder von irgendwelchen „Herren des Karma" zu-
geteilt wird? Oder ist es „einfach nur" das Gesetz von Ursache und
Wirkung, nach welchem meine früheren Taten quasi mechanisch
zu mir zurückkehren? Diese gängigen Interpretationen stimmen
nicht mit den Ergebnissen der Reinkarnationsforschung überein,
und sie stecken zudem voll innerer Widersprüche. Dieses Buch begründet die These, dass sich jede Seele ihr Schicksal, ihr „Karma",
freiwillig selbst auferlegt: Die Seele verspürt den tiefen inneren Drang, ein Ungleichgewicht
auszugleichen, das im Austausch mit anderen Seelen entstanden sein mag. Auf diese Weise
versucht sie, eine Trennung und einen Mangel an Liebe zwischen ihr und einer anderen Seele wieder zu heilen. Sobald die Liebe wieder gewonnen ist, ist damit auch das Karma gelöst.

Freundschaft – ein Geschenk des Lebens
Max Lang

Paperback, 240 Seiten, ISBN 978-3-86616-143-6

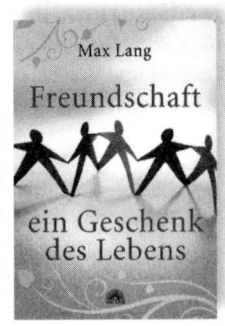

Was wäre unser Leben ohne gute Freunde! Wie könnte es ohne sie gelingen! Die Freundschaften sind es, die dem eigenen Dasein Fülle und Tiefe verleihen. Im Geben und im Nehmen erschließen sie menschliches Werden und Vollenden. In zahlreichen Geschichten, im Blick auf die Jahrhunderte und auf die Kulturen der Welt und die Weisheit der Philosophen erschließt er die spirituelle Dimension der Freundschaft. Als besonders hilfreich erweisen sich hierbei Impulse aus der Welt des Buddhismus. Ein eigenes Kapitel ist der Freundschaft mit alten Menschen gewidmet.

Liebe dich selbst, sonst liebt dich keiner
Ein neues Selbstwertgefühl für Frauen
Irene Goldmann

Hardcover, 168 Seiten, ISBN 978-3-86616-125-2

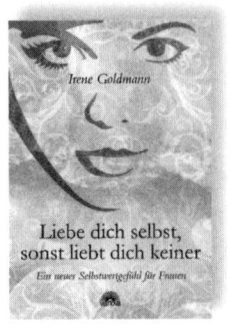

Warum fällt es Frauen heute trotz besserer Möglichkeiten so schwer, ihr Leben glücklich zu gestalten? Dieser Frage geht die Autorin nach und kommt auf überraschende Antworten: Die Vorstellung von der Liebe als einer Art „Schlaraffenland" ist es, die verhindert, in der Partnerschaft das ersehnte Glück zu finden. Viele Frauen haben nicht genügend gelernt, sich um sich selbst zu kümmern, sich selbst zu lieben. Warum aber mangelt es Frauen an dieser Fähigkeit, die doch die Grundlage für persönliches Glück ist? Auf der Basis jüngster wissenschaftlicher Forschung erklärt die Autorin nicht nur, wie dieser Mangel entsteht. Sie macht auch deutlich, dass es möglich ist, Selbstliebe zu lernen, und begleitet Frauen auf diesem Weg. Sie zeigt ihnen, wie sie ihre Bedürfnisse optimal befriedigen, ihr Leben glücklich und sinnerfüllend gestalten und zu seiner einzigartigen Bedeutung vordringen können, um dann wirklich fähig für wahre Liebe und Partnerschaft zu werden.

Mach mehr aus deinem Leben!
20 Schlüssel, Ausstrahlung und Attraktivität zu verbessern
Frank Ihle

Paperback, 160 Seiten, ISBN 978-3-86616-126-9

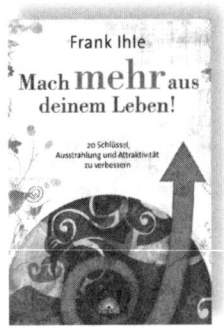

Menschen sind oft unsicher im Umgang mit sich selbst und mit anderen, fühlen sich minderwertig und haben Probleme, einen passenden Partner, eine Partnerin zu finden. Der Autor Frank Ihle erforscht seit Jahren Möglichkeiten und Wege, wie Menschen ihre Lebensqualität steigern können. Er vermittelt in diesem Ratgeber und Arbeitsbuch seine Erfahrungen und Erkenntnisse, zeigt auf, wie man mit 10 „äußeren Schlüsseln" selbstbewusst sein Aussehen und Auftreten verbessern und mit 10 „inneren Schlüsseln" Charakter, Geist und Psyche, seine inneren Werte positiv entwickeln kann. Der Leser kann sich mit Hilfe dieses Ratgebers Kenntnisse erarbeiten, sie anwenden und entsprechende Verhaltensweisen und Einstellungen trainieren, um sie bis ins Unterbewusstsein hinein als Ausdruck und Ausstrahlung seiner Persönlichkeit zu festigen. Ein klarer Aufbau, eine deutliche, eindringliche, z.T. humorvolle Sprache erleichtern das Lesen.